天下雜誌
觀念領先

別輕忽打鼾

漢方醫學讓你擺脫睡眠呼吸中止症

權威中醫師
黃雪子 博士 著

千萬不要忽視打鼾！打鼾不僅為枕邊人帶來困擾，更會影響你的健康！
打鼾的人不是睡得香！而是睡眠品質不良的表徵！打鼾其實是健康與否的指數。
打鼾有可能引起高血壓、腦中風、心律不整等許多併發症，嚴重者甚至會在睡眠時中止呼吸，因缺氧而造成突發性死亡！

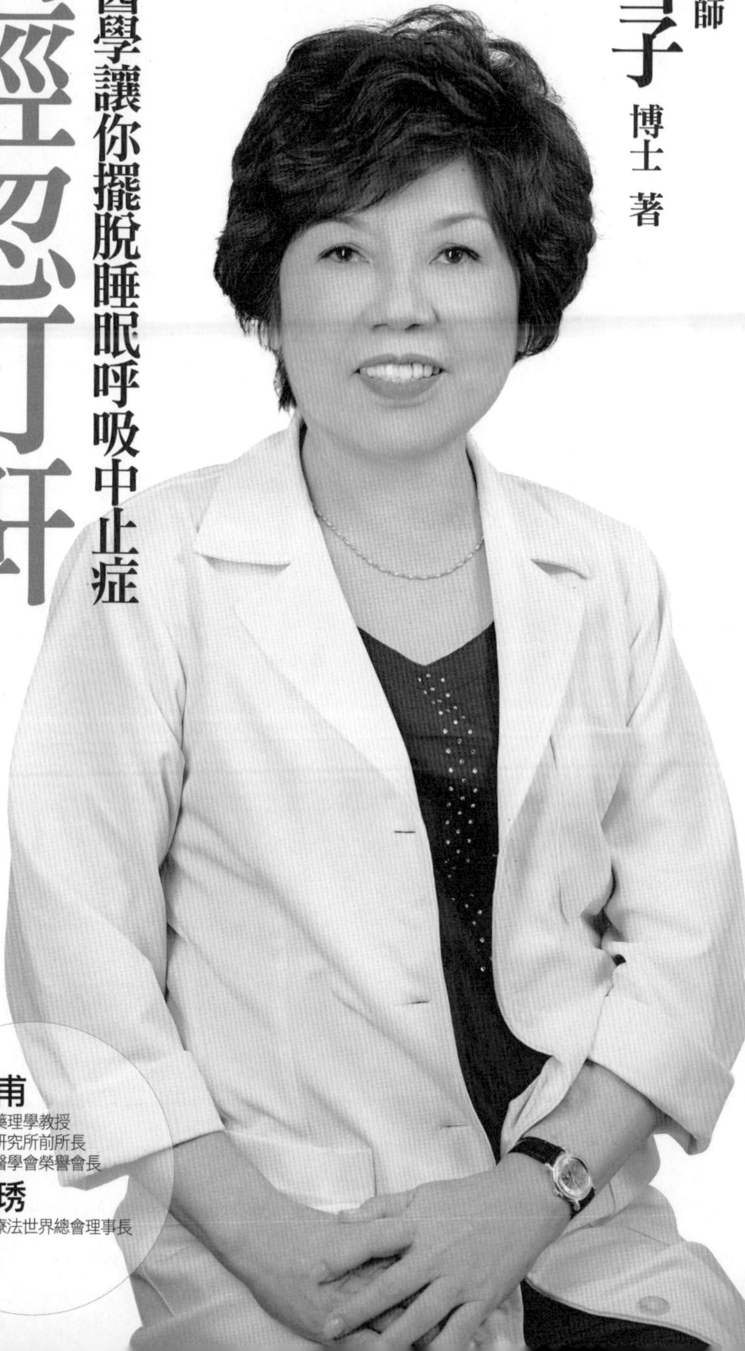

陳介甫
陽明大學藥理學教授
中國醫藥研究所前所長
國際東洋醫學會榮譽會長
歐陽琇
中華自然療法世界總會理事長
真誠推薦

【推薦序】

打鼾不只擾人，更潛藏危機

陳介甫

影響健康或壽命的因素，遺傳佔一五％，環境（水、空氣、大地的污染）佔二五％，而飲食生活及作息習慣之影響高達六〇％。睡眠約佔人生三分之一的時間。睡眠不只是大腦簡單的休息，它可以加強學習。腦細胞的總重量約一千四百公克，以體重六十公斤的人而言，約佔二．五％，卻消耗全身所用能量的二〇％左右。腦激烈的活動，堆積大量代謝廢物，為了保持滲透壓正常，相對地水份也在腦細胞增加，而使腦細胞腫大，細胞間的空隙減少。隨著睡眠時間延長，腦細胞空隙加大，促使腦液流量增加，而利排除代謝廢物。

代謝症候群，相當於中醫所稱「痰瘀」或「痰濁」的症狀。「睡眠呼吸中止症」是肥胖相關代謝症候群的一種。記得一則小故事，在一列夜快車的小套房裏鼾聲雷作，吵得隔室的人終夜難眠。第二天早上，沒睡好而心情不好的人，等著想知何許高大肥胖的壯漢發出這恐怖的鼾聲。沒想到最後是一位面帶驚惶的嬌小姑娘從小套房走出來。所以，不見得大做鼾聲的人是胖漢。

認識黃雪子大夫有年，她在高醫療水準的加拿大、美國執業，若不是真有治病的實力，豈有立足之地。這本對「睡眠呼吸中止症」的敘述、病例及建議的中西醫療法，顯示黃大夫學貫中西，尤其如何睡好覺的建議更是良好。有幸得先睹原稿，得益非淺。對患「睡眠呼吸中止症」或「失眠」的朋友，一定大有幫助，故樂於為序。

（本文作者為陽明大學藥理學教授、中國醫藥研究所前所長、國際東洋醫學會榮譽會長）

【推薦序】

「醫」高人膽大，六招「止鼾」治未病

歐陽琇

很多人睡覺都會打鼾，卻不知道長期打鼾的嚴重。打鼾患者，因血液流至心臟和大腦過程中，不斷被阻擋，較易罹患心臟病、高血壓等疾病；也可能造成數秒鐘暫停呼吸，直至大腦緊急發出訊息，患者才驚醒開始呼吸，形成所謂的「睡眠呼吸中止症」（簡稱SAS，Sleep Apnea Syndrome）。所以打鼾是身體的警訊，千萬不可輕忽。

黃醫師累積三十五年的臨床經驗，發覺打鼾患者逐年增加，常發生於中、老年人身上。近年來更有年輕化傾向，目前台灣的打鼾患者將近一百萬人，實在令人憂心。探討原因，現代人工作忙碌，三餐只求簡速不重營養，導致胃酸逆流、脂肪積聚，形成「痰濕痰濁」。加上懶得運動，咽喉組織鬆弛、呼吸道窄縮，氣流通過產生振動形成鼾聲，病因很複雜。黃醫師精通醫理分清主次，主張「上醫治未病」。特別著作新書《別輕忽打鼾》，建議在「打鼾」初期，及早改變生活方式，以「六招遠離打鼾」，以免長期打鼾失眠，成為萬病之源。但若「打鼾」已相當嚴重，最好採用「針灸」配合「中藥內服」治療。輔以推拿、放鬆手法等，即可「減鼾止鼾」，改善睡眠品質，降低「睡眠呼吸中止症」的併發機率。提高人體的自癒力，符合「預防醫學健康促進」的世界潮流。

黃雪子中醫師現任「中華自然療法世界總會」加拿大分會會長。其實早在四十一年前，她就在陳紬藝創會長的「大同中醫診所」，擔任針灸醫師達六年。年輕時即「醫」高人膽大，在YWCA教針灸課程二十三年，轉赴日本行醫。又負笈大陸進修，榮獲中醫學、針灸學及自然醫學博士學位。目前以專治疑難雜症聞名，在加拿大擔任「執業中醫師公會」副會長；在美國擔任「鍼灸醫學資格鑑定委員」；在日本擔任「綜合醫療協會」學術部主任；在中國擔任「鍼灸學咳嗽研究委員會」主任委員；在台灣擔任「鍼灸學會」顧問暨駐加拿大代表。

黃醫師旅居加拿大二十餘年，每年短期返台，病友常聞風登門求醫，親眼目睹精準針灸的自信，以及座無虛席的景況。由於經常義診，可謂真正承繼陳創會長「提倡醫道革命，復興中華文化，促進世界大同」的遺志，落實推展「人人醫學、家庭醫學、預防醫學」的目標。黃醫師即將出版的《別輕忽打鼾》新書，是一本解決打鼾問題及「睡眠呼吸中止症」的保健好書，特此推薦。

（本文作者為中華自然療法世界總會理事長）

自序

超過三十五年行醫生涯，走過台灣、中國大陸、美國、日本、越南，學習，取得針灸、中藥學博士學位，又在近期獲得自然醫學博士。從臨床上、教學中，看著無數的病人為疑難雜症而苦，尤其是聽到鼾聲如雷的家人，都束手無策。十之八九的人睡眠中都有鼾聲，但都不認為自己有什麼痛苦而忽略了，因為它潛藏著危機。常聽到有些人睡眠中就不再醒來，這多半是打鼾延伸至睡眠呼吸中止症惹得禍。

「睡眠呼吸中止症」是一門新興醫學。一九五六年，包威爾（C. B.Burwell）首度報告一位肥胖、嗜睡、低通氣量且合併有右心衰竭的個案。一九六五年蓋茲史脫（H.Gastaut）報告一群病人皆有睡眠呼吸中止症的症狀，才開始有了「睡眠呼吸中止症」（Sleep Apnea Syndrome）的病名。過去，醫學院教科書裡並沒有「睡眠呼吸中止症」這個名詞！但隨著

黃雪子

睡眠醫學的蓬勃研究，人類對睡眠的重視，從以往著重在精神與夢境的解析，轉而往睡眠生理學拓展，發現了打鼾與失眠是高血壓和冠心症的致病轉機，甚至觸發「睡眠呼吸中止症」的產生。

「睡眠呼吸中止症」是一個隱形殺手，這種疾病的患者常常不知自己有什麼問題，還以為「打鼾」是睡得很好。其實是睡眠呼吸中止症、代謝症候群、高血壓、冠狀動脈心臟病、中風等病症的致病轉機。亞洲人因為先天上有顱顏結構不利的條件，如果再加上後天的肥胖，打鼾的機率也會增加。

有些人覺得「打鼾」不是大事，因他們聽不到自己的鼾聲，當然也不會自覺有呼吸中止或反覆性缺氧的問題，也無法把握最佳治療時機。

在臨床上看到太多打鼾、睡眠障礙、五官疾病、內臟疾病……等，皆與「睡眠呼吸中止症」習習相關，進而研究這門醫學。這本書源於我的博士論文的發表，以簡意賅、深入淺出的方式，讓讀者「不要輕忽打鼾」，只有掌握治療方式，改變睡眠品質，才能保持身體健康。

目錄

Part 1

打鼾不是睡得香

你會呼呼大睡嗎？

現代醫學證實，打鼾不是睡得香，打鼾是睡眠呼吸道狹窄的警訊！打鼾的形成原因，主要是呼吸氣流受到阻撓，氣流與鼻腔或呼吸道四周的軟組織摩擦震動所發出的頻率！打鼾的發生，會隨著年紀漸長和體重增加而呈比率攀升，不僅自己睡不好，也會造成枕邊人困擾。其中，有近二成的打鼾民眾還潛藏有「睡眠呼吸中止症」的危機！

Part 2

不再鼾然入夢

什麼是「睡眠呼吸中止症」？

1. 呼吸道軟組織在睡眠過程中反覆性狹窄或完全塌陷，影響呼吸氣流的通過，造成呼吸不順或停止。
2. 大腦偵測到呼吸受阻，血中的氧氣濃度下降，二氧化碳濃度上升時便下達更用力呼吸的指令，造成睡眠中斷而醒來。
3. 上述過程重複發生，睡眠被重複地中斷，睡眠品質因此大受影響，進而損害到白天的精神和認知功能的表現。
4. 倘若血氣下降的幅度太大且過於頻繁，甚至會造成心血管的負擔，惡化衍生出許多的慢性疾病。

Part 3

找回睡眠好感覺

睡眠呼吸中止症的徵兆

✓鼾聲雷動，連門房外或隔壁房間都可清楚聽見。

✓打鼾會間歇性中斷，不久後會伴隨短暫的喘息聲，有時會因此猝醒或覺得呼吸不順或困擾。

✓容易在不該睡著的狀況下打瞌睡，如等紅綠燈、開會等。

✓愈來愈難專注，變得健忘、易怒、焦躁不安或心情低落、憂鬱。

✓早晨醒來頭痛或口乾、夜間頻尿。

附錄

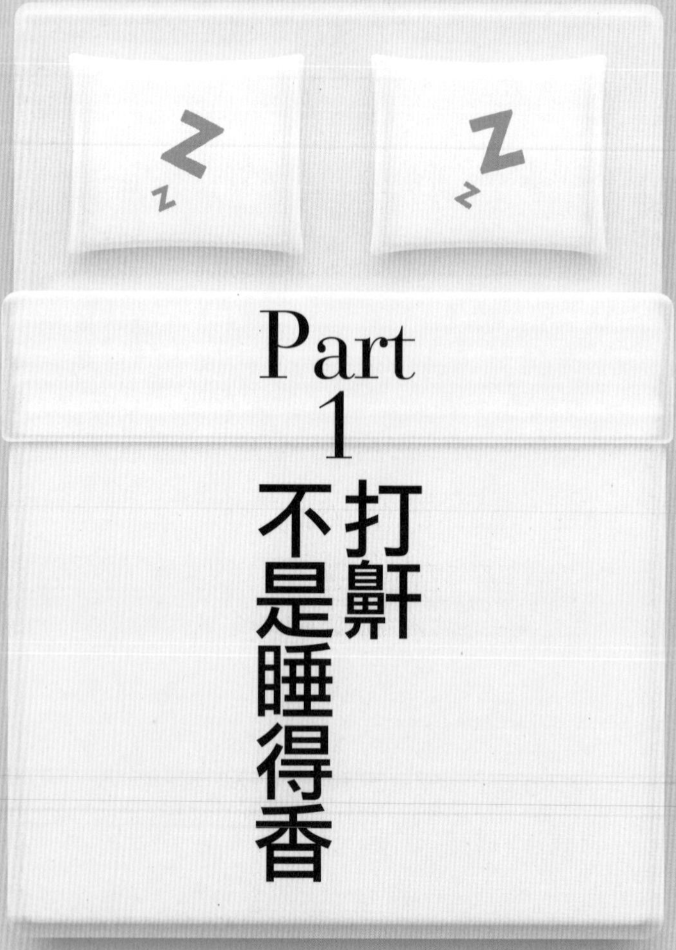

Part 1

打鼾不是睡得香

你打鼾嗎？

打鼾的人自圓其說是睡得香甜，被打鼾吵得睡不著的人只好皺皺眉！根據統計，六十歲以後，幾乎有半數的人會打鼾，而男性又多於女性。

打鼾，其實是健康與否的指數。打鼾有可能引起許多併發症，如高血壓、腦中風、心律不整，嚴重者會在睡眠時中止呼吸因缺氧而造成突發死亡。

打鼾的人，正一步一步接近死亡……

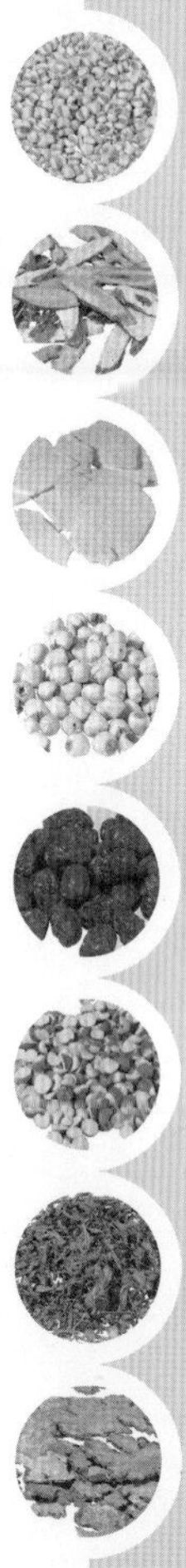

打鼾的人，可能正逐步接近死亡……

打鼾，是個非常惱人棘手的問題。酣聲大作，不但吵到別人，也不利於自己的健康。「打鼾」看似小毛病，其實不然。現在醫學已經證實打鼾是睡眠品質不良的表現，是一種危險的訊號！

打鼾好發於中年人身上，也愈趨年輕化。

很多人都不知道自己有打鼾的習慣。

事實上，打鼾是很常見的毛病，尤其好發於中年男性身上。然而近來，打鼾逐漸傾向年輕化。

我曾經治療一位十歲小病人，這位病人身軀很肥胖，體型已超乎同年齡一般小孩，除了打鼾，還併有乏力、氣短、頭暈、懶言少氣的症狀，等於就是《黃帝內經》說的「肥貴人」。所謂「肥人多痰濕」，意思是說，肥胖與「痰濕內盛」有關，所以「肥人多痰」，這是中醫非常獨特的理論。軀體肥胖，多是脂肪積聚而成，過多的脂肪就是中醫所指的「痰濕」和「痰濁」。「痰濁」其實是「痰濕」的病理產物，痰濁，在中醫學上是穢濁之邪，也就是污穢混濁。因外邪致病、因身體的代謝產物、因體質濕熱熏蒸等等。痰濕又稱濕痰，是濕濁內停日久而產生的痰証，痰濕痰濁多與中焦脾胃氣虛與運化不及，飲食物不能正常化為精微有關。這十歲小病人，經過我兩次針灸、中藥治療之後，症狀明顯改善，原本鼾聲如雷的狀況漸漸消失。

隨著年齡漸長，咽喉裡的組織逐漸退化，導致喉部附近的肌肉愈來愈鬆弛，形成呼吸道窄縮，氣流通過咽喉部黏膜皺壁以及分泌物時，產生振動，引起周圍的共鳴而形成鼾聲。因此，人到中年，不僅容易發福，打鼾的機率也隨之增高。

「美國睡眠障礙協會」研究發現，四成半的中年男性有打鼾的問題，二八%的中年女性會打鼾。林口長庚醫院睡眠中心也曾發表「打鼾盛行率及其與疾病相關性」的研究，結果發現，八成六的男性會打鼾，會打鼾的女性超過六成。每天都打鼾的比例不少，男性有七四%，女性也有五四%。

除了中年人容易發生打鼾的毛病，體格過胖的人，肌肉纖維裡累積了過多脂肪，肌肉特別鬆弛，也很容易打鼾。

此外，女性在停經後發生打鼾的機率也會提高。停經前的女性比較不會打鼾，這是因為黃體素（progesterone）分泌較多，使得血清濃度高，換氣量大，能促進呼吸通暢，所以不易發生打鼾。一旦停經後，由於荷爾蒙分泌減少，黃體素分泌不平衡，使得血清濃度忽高忽低，換氣的暢通量不均，打鼾的機率就跟著提高。

「鼻鼾」又稱為「鼾症」，在民間習慣稱之為「打鼾」、「打呼」、「打呼嚕」、「打鼾水」等。當鼻道或喉頭部位的上呼吸道出現「不暢通」的現象，就會出現鼾聲。我們在睡眠狀態的時候，控制舌頭和軟顎的肌肉會放鬆，於是氣體流經狹窄的呼吸道時，容易隨著吸氣動作一起振動，發出聲音。一旦咽喉附近的肌肉失去彈性鬆弛，阻塞空氣通道，呼吸無法流暢，自然會發出更大的聲響。這個聲響如果超過六十分貝以上，就會影響同室人的休息或導致他人煩惱。

案例分享 1

男童，10歲，學生

症狀：

上課中昏昏欲睡，睡時鼾聲如雷。平常煩躁不安，注意力不集中。胸悶痰多，咳嗽不停，體胖氣虛，常有喘聲。

記得幾年前，有個母親帶著一個小男孩來讓我看病，小朋友才十歲大，看上去卻精神不振，一直咳嗽不停，長期咳嗽把他搞得連一點小孩子的朝氣都沒有了！母親說曾經給他吃許多西藥，包括激素，但效果不是很顯著，小男孩冬天咳嗽得更嚴重，氣短怕冷，容易感冒，一咳又喘，像個小老頭。

我摸小男孩的脈象，脈數無力，望其面色，精神不振，屬肺氣不宣、脾氣虛弱、中氣不足，造成痰濕阻絡的虛性咳喘。因咳喘讓小男孩睡眠不安，夜裡鼾聲頻作、頻尿、難以入眠。無法安神也讓小男孩白天的情緒非常躁動不安，且已開始有耳鳴症狀。母親說他近視每月加深、學習能力差、注意力不集中，我判斷他已肝腎陰虛，又脾虛濕盛。

這種病症本身就難治，中醫上有「內不治喘，外不治癬」之說，咳喘本就是疑難雜症。咳喘與肺、脾、腎三臟都有關係，脾為生痰之源，肺為貯痰之器，腎主納氣，這是中醫辨證治療之法。

母親說小男孩打鼾很嚴重，且鼾聲如雷。會打鼾的人，其實睡眠是很淺的，容易半夜醒來。這小孩也是「睡眠呼吸中止症」的潛藏患者，睡一睡會突然驚醒、大口呼吸。想想看，活生生的一個人，卻在一瞬間突然停住了呼吸，突然停止了氧氣的供應，是滿可怕的。每一個人都需要有氧氣才能生存，一旦缺乏氧氣的供給，即使只是幾秒鐘的時間，都會威脅到生命。

經過針灸調理與中藥治療一周，小男孩的咳喘輕微些。又一周後，咳喘未見發作。診療一段時間後，小男孩免疫力增強，常掛在臉上的鼻涕也少了，每次來都格外有精神，面色潤紅，像變了一個人似的。

案例分享 2

王先生，52歲，公司負責人

症狀：

平常工作忙碌，靜止時馬上睡著。面色黑，多年耳鳴，坐下即可睡著。經治療後，面色紅潤，耳鳴減輕，聽力時而清晰，睡眠狀況逐漸改善。

那天叫號進來的這位病人，走路有風、架式十足，細問之下才知道他是位企業家，然而因為身體過度勞累，臉色十分黯沉。他坐下來跟我講話，不到幾分鐘就說頭腦昏、想睡，我摸他的脈象，發現關弦尺弱，舌苔淡白。此屬肝鬱化火，濕熱蒙蔽清竅所致，所以他有嚴重耳鳴、聽不清楚的症狀。

中醫認為：腎開竅於耳，肝火上擾，清竅不利。腎氣通於耳，腎和則耳能聞五音。耳為腎之官，腎精足則聽覺聰靈，腎精虛則兩耳失聰。我又問他睡眠狀態，他說睡眠時太太說他鼾聲如雷，平常他工作忙碌，如果坐下來與人談話，不到三分鐘就會睡著。果如所料，是「睡眠呼吸中止症」的潛伏病患。看他的睡眠情形，屬於「痰濕蘊肺型」、「痰瘀阻肺型」，已十分嚴重。如果不趕緊治療，可能會在睡眠時因無法呼吸而缺氧，造成突發死亡。

以他的情形，睡眠時打鼾已不只是一種吵鬧的聲音，更會影響健康指數。打鼾者常出現高血壓、肺高血壓症、心律不整、腦中風，心機能不全……等症狀。他的身體肥胖，平素血壓偏高，胸悶痰多，面色晦暗，嘴唇發紫，紫斑還有瘀點，舌底脈絡有瘀青，是「肝腎陰虛，肝陽上亢」的症狀，得平肝開竅，趕緊化濕通路才好。

打鼾入睡的人，乍看之下似乎睡得很舒服，其實他根本沒睡好。他的睡眠很淺，因此也比較容易醒來，加上身體勞累，以至於一坐下來又會想入睡。他的打鼾甚至會縮短他的生命。在醫學上已經有許多資料與事實，證明打鼾是一種可怕的現象。

經針灸與中藥治療，藉此調整「肝主魂」、「肺主魄」的身體氣機。一周後，他的氣色紅潤許多，不但鼾聲減少，耳鳴症狀也改善了許多，他告訴我頭不痛、眼也不花了。

案例分享3

職業婦女，48歲，公司主管

症狀：

夜裡鼾聲如雷，白天嗜睡，與之談話幾分鐘即睡著。睡眠時呼吸陣弱。下肢浮腫肥胖，身體超重又濕氣重，面色紅潤，然經常頭痛如裹。

這位女士來時告訴我，近幾個月，可能由於生活緊張，她常夜寐多夢，常常頭痛，從頭頂痛到後頸，也不知為何經常脫髮。她有血壓偏高的問題，不到五十歲已頭髮稀疏，且一走動就出汗，小便不淨、大便溏薄。

我摸脈，脈象沉細緩，舌少苔。她的病在肝腎，肝腎兩虛，清竅失養造成頭痛。這位頭痛如裹的女士，是痰濁頭痛，可出現急、慢性疾病之一。根據頭痛為工的不同症型，可分為風寒頭痛、風熱頭痛、肝陽頭痛、陰虛頭痛、痰濁頭痛、痰厥頭痛等多種類型。為何痰濁？主要是由於飲食不節，吃得太過油膩、生冷，導致積濕生痰，又因飲酒太過，聚成痰濕，又因情志、壓力、瘀血……導致濁氣上生。如果頭上七竅痰濁為患，會造成高血壓、眼睛疾病、鼻塞、鼻竇炎、扁桃體炎、口腔疾病、耳鳴、耳聾、腦竅不通、甚至阿茲海默症……以她的情況，應立即補益肝腎，充養清竅。

她說她經常坐在公車、火車上不知不覺就睡著了，一睡醒才發現坐過站了，匆忙下車。晚上睡覺時，先生說她鼾聲大作，白天常打哈欠，沒精神，又無法專心眼前的工作，晚上想睡又睡不著。雖然用很多時間睡覺，還是感覺很疲憊不堪，因睡眠很淺，這是典型的「睡眠呼吸中止症」的好發者。

以她的情況，大白天在家中任何地方，只要一躺下就能呼呼大睡，鼾聲大作。工作的時候也好、玩的時候也好，在任何時候、任何地點都想躺下來休息，發生「睡眠呼吸中止症」的機率比別人高很多。我讓她明瞭打鼾的嚴重危害，也藉此調理五臟氣機以改善她打鼾的毛病，同時預防其他疾病的發生。

我以針灸中藥治療調以臟腑，宣通肺氣，脾虛濕困，健脾化痰，再用中藥減輕頭痛以及增強烏鬚髮的力量。她的頭痛、前額痛是屬陽明經，針灸後以中藥方加白芷等中藥材調理。至於後頭痛，針灸後並以中藥方加葛根、姜活等中藥材調理；兩側頭痛則針灸後並以中藥方加川芎、黃芩等中藥材調理。才治療二周，她的頭已不痛，脫髮與睡眠均有好轉。

案例分享 4

職業婦女，45歲，業務主管

症狀：

工作生活忙碌，長時間三餐不定食定量，常常為求簡單方便，快速地進食，經常吃蛋糕、巧克力、酒類……。因胃酸逆流，常常感到要嘔吐、酸水，胃上腹部脹氣、打嗝，胃逆流到食道、咽喉，甚至進入氣管。

記得半年前，這位女性來找我的時候，面色萎黃，才四十五歲應是盛年期，卻精疲力乏，她說自己胃食道逆流嚴重，吃完東西後就感到胃脹，如果那天有喝酒，胃脹更嚴重，晚上經常失眠，幾乎要半夜二點後才能入睡。

因為工作關係，身為業務經理工作忙碌，餐會又多，晚上睡不好是令她很困擾的問題，白天身體常常感到疲憊不堪，工作又緊張急促，身體好像負荷不了。

我請她露出舌，其舌苔白略黃膩，摸她的脈象，脈弦。她的胃酸逆流，幾乎導致了身體各個部位不同程度的發炎，已經產生肝脾不和，健運失常的亂象，所以她常常會感到胃脹，如有硬物堵塞，這在中醫叫做「痞滿」。又因為胃酸逆流，已導致口腔黏膜的傷害，患者主訴在鼻根鼻腔、咽喉和舌根有異物阻塞，判定為痰的阻塞，非常符合典型的打鼾症狀。如果不加緊治療，脾胃更虛下，可能併發肝炎，接下來就會罹患鼻竇炎、鼻咽炎，成為「睡眠呼吸中止症」潛藏病患。

中醫認為：脾胃互為臟腑，陰陽相生，一升一降，一納一化，一表一裡，彼此制約、互用、協調、合和有密切平衡關係，肝與脾胃關係最為密切，肝失疏泄，脾失健運。

她這種情況，是工作壓力大、生活緊張，造成勞累而肝鬱，所以胃脹、胃痛……加上脾虛失運，導致她面黃神疲。分清主次，辨證精確，我給她針灸與中藥調理數月，運化中州，脾胃一運化開來，少有嘔吐、胃脹感。調和肝脾後，白天精神振作、注意力集中；夜裡也睡得好，鼾聲減低，改善淺眠，身體好了大半。

案例分享5

男性，38歲，文字工作者

症狀：

體態肥胖，已有四年糖尿病病史，平常求方便，每日一到二餐用漢堡代替正餐，形成體內的脂肪積聚過多。臟腑失調，津液代謝失常，從外觀看起來，不只體態肥胖，且頸項粗大，懶言。

這個病患實在需要減肥瘦身，他胖到臉都浮腫了，輕輕一按，還會有一個深坑。面目浮腫、氣短神疲，已有糖尿病史四年餘，不但啤酒肚，雙下肢也浮腫。我看他氣虛無力，動作緩慢，力不從心。他說自己現在已經少飲食，不是不想吃，而是吃不下，睡眠也不大好。我觀其舌，淡苔薄白，摸脈，脈沉細乏力，三五不調，問他有沒有去做心電圖測試，他說有，顯示ST改變，是不正常心電圖。

這就是了，病患有糖尿病四年餘，近兩年出現心衰並伴心律不齊房顫，如果不趕緊治療，可能會引發腎衰。患者已出現初步腎衰，心衰的浮腫，體內水液滯留氾濫，引起眼瞼、頭面、四肢、肚腹、甚至全身浮腫，綜合產生心力衰竭、腎病綜合症，加上病人打鼾情形嚴重，已出現短暫胸痛、咳嗽、呼吸困難症狀，是「睡眠呼吸中止症」患者，可能引起上呼吸道阻塞，影響生命長度。

中醫認為，飲入於胃，遊溢精氣，上輸於脾，脾氣散精，上歸於肺，通調水道，下輸膀胱，水經四步，五經並行。這位患者是水氣病，且水氣凌心，已經影響到心臟病變，主要原因還是脾腎陽虛，產生氣化障礙，水液在體內滯留，無法正常排泄，產生痰飲，水氣上逆，停在胸膈阻礙心腸，所以出現心不振的現象。

經過密集針灸與中藥調理，患者浮腫減輕，心慌、心律不整的現象改善，夜晚打鼾的症狀也明顯轉輕了，但仍是要加速減肥消腫。

打鼾讓另一半也成為受害者

「打鼾」是一種病情複雜又容易被忽視的疾病，因為鼻鼾通常是在患者進入睡眠或熟睡而不自覺的情況下發生的。

記得有一回參加醫學論壇，同行的一位女教授和我同寢室。她說：「放心，我晚上睡得忘我，不像我先生鼾聲如雷，吵得我睡不著。」我很安心地與她同寢室。結果，晚上她呼呼大睡，根本不知道自己會打鼾，倒楣的我不時被吵醒，一夜難眠。隔天醒來，她問我睡得好不好，我說她有打鼾，她不相信，我把錄音機一放，果然是鼾聲如雷。她才知道自己也有打鼾的毛病。

根據美國梅友醫學中心指出，打鼾會影響另一半平均每晚少睡一個小時。每晚少睡一個小時，一周就少睡七個小時，一個月就少睡三十個小時，一年就少睡三百六十五個小時。長期睡眠不足，不僅會加速老化，還會增加壓力，引發憂鬱。

鼻鼾聲過大，會吵得枕邊人無法入睡且煩躁不安。長期下來，枕邊人不但會有失眠、淺眠、多夢等神經衰弱的現象，甚至還會出現憂鬱的傾向，很多夫妻會因為打呼聲過大的問題而分床、分房，親密關係不再。長庚醫院曾經針對九百九十八名女性進行網路調查，發現因為先生打鼾，有一成的女性甚至因此萌生離婚念頭，打鼾帶來的困擾，首當其衝的就是枕邊人。

「鼻鼾症」患者除了間接造成伴侶之間的關係緊張，本身容易出現「呼吸表淺」、「呼吸暫停」、「夜間低氧血症」，還容易影響「自主神經病變」，產生焦慮現象，嚴重如「睡眠呼吸中止症」患者所產生的焦慮。打鼾者的睡眠品質常不佳，反應在白天精神不濟或容易疲累，打鼾本身也是增加心血管、腦血管疾病發生的重要指標。

救救枕邊人

「台灣睡眠障礙協會」表示，台灣有將近一百萬人是「睡眠呼吸中止症」（簡稱SAS，Sleep Apnea Syndrome）的潛在患者，若沒有及時篩檢發覺，不但無法獲得適當的診療及照顧，患者及家屬也會蒙受極大的危險及困擾。

睡眠呼吸中止症是一種致命性的疾病，最直接的受害者就是「枕邊人」。醫界對睡眠呼吸中止症的患者有個形容，稱他們為「在睡夢中被死神掐住脖子的人」，因為他們睡眠時常伴隨鼾聲，無法正常呼吸，有時會突然沒有聲息，停止呼吸長達十至九十秒，在窒息中慢慢走向死亡，接著一個大聲的喘氣或鼻息聲又恢復了呼吸，不久又停止呼吸，週而復始，患者常常被自己的聲音吵醒或缺氧憋醒。因為只有短短瞬間，患者自己無法自覺，白天醒來後也完全不記得，最清楚的只有「枕邊人」。

「打鼾」是睡眠呼吸中止症的前兆，也是身體健康狀況逐漸下降的警訊，具有一定的潛在風險，除了影響自身健康，也會破壞人際親屬關係。所以，如果你的另一半經常打鼾，最好不要輕忽，否則你也可能成為受害者。

打鼾是心臟病的前兆？

打鼾的人，發生高血壓、肺病、心臟病、憂鬱症、糖尿病、風溼性關節炎的機率都比正常人高。

美國賓州大學研究發現，中重度的「睡眠呼吸中止症」患者，罹患高血壓的機率是一般人的七倍，哈佛醫學院對七萬多名女性研究也發現，打鼾婦女得到心血管疾病的機率，比不會打鼾的人多出三三%。因為呼吸道的阻力增加，會使得打鼾者換氣費力，如果合併「睡眠呼吸中止症」，呼吸暫停片刻時，會導致血中的氧氣濃度下降，使肺臟和全身血管收縮，血壓升高。有研究指出，打鼾者發生心絞痛、心肌梗塞等冠狀動脈心臟病以及中風的機率，會比一般人高。

《國際心臟病學期刊》（International Journal of Cardiology）有篇研究報告指出，睡覺嚴重打鼾的人，中風機率是一般人的二倍，血栓死亡的風險則超過一倍。該報告還指出，打鼾患者有超過八成的人容易罹患心臟疾病，最主要的原因，是因為血液流到心臟和大腦的過程一直被「打斷」。顯示打鼾對於大腦和心臟的危險性大為增加。

另外，打鼾是人體在睡眠時呼吸道阻塞，空氣和呼吸道黏膜發生摩擦、氣流震動時所產生的聲音。打鼾極可能會併發「睡眠呼吸中止症」：病患在睡覺時，會因呼吸道肌肉鬆弛，容易造成十秒鐘無法呼吸，等到大腦警覺發出訊息，使呼吸道肌肉再次收縮，患者才被驚醒而開始呼吸。

想想看，活生生的一個人，卻在睡眠時一瞬間停住了呼吸，突然中斷了氧氣供應。人類靠氧氣才能生存，一旦缺乏了氧氣的供給，即使只是一瞬間，也會有嚴重的生命威脅，「睡眠呼吸中止症」想起來是滿可怕的一件事。

根據統計，關於「睡眠呼吸中止症」的發生率，歐洲為一％至二．七％，日本為一．三％至四．二％，美國四十歲以上男性為一．二四％。目前，我國的發生率為三．四％，其中老年人口佔了二二％至二四％，比例相當高。「睡眠呼吸中止症」的病因較多，關聯性較為廣泛，早期以「鼻鼾」表現為主。

有很多疾病都可以直接或間接地導致鼻鼾的發生，牽涉範圍非常廣。除了上述所提，打鼾還與下面多種疾病有關：

一、鼻部疾病：

可能引起打鼾的疾病，包括鼻瘜肉、鼻中膈彎曲、鼻甲腫大、鼻腔腫瘤、腺樣體肥大、鼻咽部腫瘤等局部病變等。

二、咽喉疾病：

腺樣體肥大、扁桃體腫大、軟顎懸雍垂較長者、喉部畸形等也可能引起打鼾，因為鼻咽喉是相通的，彼此會相互牽連。

三、口腔疾病：

舌體肥大、腺樣體肥大、頜骨畸形、舌腫瘤等，也會導致睡覺時出現打鼾狀態。

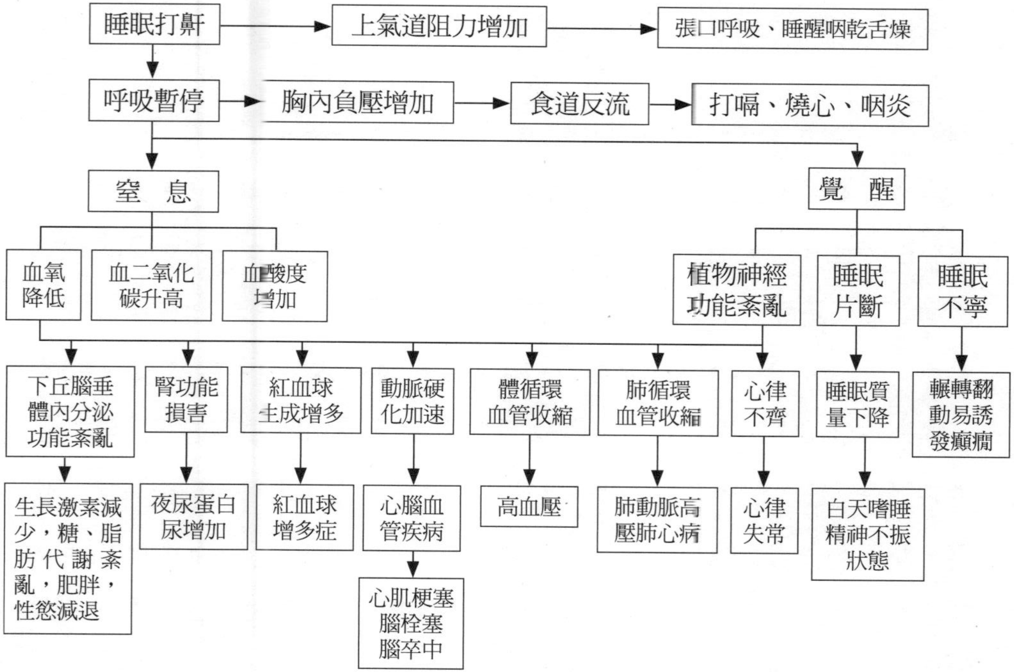
睡眠打鼾
上氣道阻力增加
張口呼吸、睡醒咽乾舌燥
呼吸暫停
胸內負壓增加
食道反流
打嗝、燒心、咽炎
窒 息
覺 醒
血氧降低
血二氧化碳升高
血酸度增加
植物神經功能紊亂
睡眠片斷
睡眠不寧
下丘腦垂體內分泌功能紊亂
腎功能損害
紅血球主成增多
動脈硬化加速
體循環血管收縮
肺循環血管收縮
心律不齊
睡眠質量下降
輾轉翻動易誘發癲癇
生長激素減少，糖、脂肪代謝紊亂，肥胖，性慾減退
夜尿蛋白尿增加
紅血球增多症
心腦血管疾病
高血壓
肺動脈高壓肺心病
心律失常
白天嗜睡精神不振狀態
心肌梗塞
腦栓塞
腦卒中

鼻鼾與疾病關係圖

四、全身性疾病：

肥胖症、內分泌紊亂、內分泌疾病中甲狀腺功能低下而出現黏液性水腫、老年人組織鬆弛，尤其是咽壁組織鬆弛、塌陷而內移，以及各類心血管疾病等等，也很容易引起打鼾。肥胖症，據美國與歐洲的研究確認，肥胖的致死率逐年增高。肥胖是一種疾病，也會引起所謂的「肥胖相關代謝症候群」，包括心血管、內分泌和生殖系統、神經肌肉系統、神經系統、癌症、消化系統、呼吸系統、泌尿系統、心理性疾病等。

按「肥人多痰濕」的中醫理論，軀體肥胖是脂肪積聚而成；而過多的脂肪是中醫的痰濕和痰濁，包括高血壓、糖尿病、甲狀腺、關節炎、不孕、腦中風、心肌梗塞、癌症、淋巴腫瘤、肝炎、腎臟病、肺炎、鼻炎、耳鳴、打鼾進而睡眠呼吸中止症……等，皆互為因果，並加重彼此的嚴重性。

打呼沒什麼大不了，置之不理會怎樣？

■未接受治療的睡眠呼吸中止症可能會提高以下疾病的風險：

✓高血壓
✓心臟病
✓心臟衰竭
✓意外事故
✓糖尿病
✓中風
……等

嚴重打鼾，讓你暫時停止呼吸！

有部電影叫《暫時停止呼吸》，這在睡眠中可能發生，不但發生，還可能致命！嚴重打鼾，可能會出現「睡眠呼吸中止症」。根據統計，目前全球每天約有三千人死於睡眠疾病，幾乎所有的患者在睡覺時都有「打鼾」的臨床表現。

鼾聲八十分貝如機車猛按喇叭

打鼾入睡的人，乍看之下好像睡得很舒服，其實這種睡眠是絕對無法睡得很深、睡得很好的。事實上，打鼾的人睡眠很淺，比較容易醒來，這種睡眠不能稱為睡得好。

根據長庚醫院睡眠中心研究發現，習慣性打鼾的人，鼾聲平均可高達八十分貝，相當於摩托車的喇叭聲，這種鼾聲已形成噪音公害。

有個中年男病人，大約四十歲，是裝修人員，工作十分勞累，常常回到家就倒頭呼呼大睡，鼾聲一天大過一天，他的妻子忍無可忍，因為家裡每個房間都能聽到他的鼾聲。

我告訴他太太要多包容，至少她先生不是這世界上鼾聲最大的人。英國曾經出現鼾聲最響亮的人，他的鼾聲和一級方程式賽車的引擎轟鳴聲不相上下，測試出來是一〇八．五分貝，僅比飛機起飛時噪音少一．五分貝，這種鼾聲才真的如雷。

噪音對比表

飛機起飛	一一〇分貝
一輛F1賽車	一〇九分貝
直升機低飛	一〇三分貝
火車經過	一〇〇分貝
拖拉機經過	九八分貝
柴油卡車經過	八四分貝
洗衣機運轉	七八分貝
常人打鼾	五〇分貝

根據我的臨床經驗，八成鼾聲都是與軟顎振動有關。一般人感覺不到的鼾聲，平均最大值是小於四五分貝左右，最小值為三五分貝左右；若聽到鼾聲時，一開始鼾聲是在五〇分貝左右。輕度打鼾的人，正躺時聽到的鼾聲大約是在六〇分貝以上，側臥時會降至四五分貝左右；中度鼾聲的人，正躺時鼾聲在七〇分貝以上，側臥時鼾聲降至五〇分貝以下，有時稍

微降低至六〇分貝以上；而嚴重打鼾者，聲音會高達一〇〇分貝以上，側臥時鼾聲在七〇分貝以上。

習慣性打鼾的患者，鼾聲平均可高達八〇分貝，相當於有人猛按摩托車喇叭，鼾聲愈人聲、愈高亢、頻率就愈密，且最常落在一五〇至一八〇赫茲的低頻範圍，也因此，打鼾的人睡得淺、也睡得不安穩，鼾聲到達到八〇分貝左右，就足以擾人美夢。枕邊人應加以仔細觀察，如果鼾聲足以擾人清夢，大約在八〇分貝以上，就有可能伴隨不同程度的缺氧症狀。如果發現打鼾者（不論是大人還是小朋友），呼吸暫時停止持續超過約十秒之久，恐是「睡眠呼吸中止症」，應儘速前往醫院做進一步的檢驗與就醫。

鼻鼾程度評價表

根據鼻鼾程度評價表（四七頁），「鼻鼾」分為「輕度」、「中度」、「重度」三組。根據Epworth嗜睡量表（四八頁）觀察其嗜睡狀況。小於五分為「正常」；五分至十分為「輕度嗜睡」；十一分至十五分為「中度嗜睡」；十六分至二十四分為「重度嗜睡」（評量表將因中樞神經系統疾病、外傷、腫瘤因素、鼻炎、因其他確診之疾病引起的鼻鼾，或有藥物及其他治療史之患者均予排除。）

鼻鼾程度評價表	
輕度打鼾	較正常人呼吸聲音粗重。
中度打鼾	鼾聲響亮程度大於普通人說話聲音。
重度打鼾	鼾聲響亮以致同一房間的人無法入睡。重度打鼾及夜間呼吸暫停，由家屬觀察睡眠十五分鐘以上，發現無呼吸持續十秒以上方可認為有呼吸暫停。

Epworth嗜睡量表	
項　目	打盹的可能性
坐著閱讀時	
看電視時	
在公共場所坐著不動時（如電影院、會議室等）	
乘車一小時不休息時	
條件允許的情況下，下午躺著休息時	
坐著與人談話時	
午飯後（未飲酒）安靜坐著時	
在車中停車等候的幾分鐘內	
評分方法：在上述情況中你出現打盹或睡著（不是僅僅感覺疲勞）的可能性有多大？即使你最近並沒有進行上述活動，想像一下在這些情況下會如何？參照下列記分標準給每個項目打分（〇分＝不會打盹，一分＝打盹的可能性很小，二分＝打盹的可能性中等，三分＝很可能會打盹）。	

暫時停止呼吸的「鼾」是病

一九六五年，由法國學者Gastaut、Tasinariu、Duron，以及德國學者Jung、Kuhlo等人發表了「睡眠呼吸中止症」（Sleep Apnea Syndrome）的報告，開啟了「睡眠障礙醫學」先河。

「睡眠呼吸中止症」是一種睡眠障礙，這種障礙會妨礙睡眠品質，而且對心臟血管造成嚴重傷害，甚至會縮短一個人的壽命。在我的臨床經驗中，打鼾的病患裡，約有四分之一會合併「睡眠呼吸中止症」。通常鼾聲愈大，呼吸道狹窄問題愈嚴重，也愈可能合併有「睡眠呼吸中止症」，這種「打鼾」已經成為一種疾病。

合併「睡眠呼吸中止症」的打鼾者經常會睡不安穩，而且會在睡眠中猝醒，以至於白天昏昏欲睡、頭痛、健忘、注意力不集中、情緒不穩定……日積月累下，睡眠、生活品質、甚至身體都會變差，有些人還會因此發生駕車肇事、家庭暴力等意外，這些都是常有的事。

打鼾者在睡眠時呼吸暫時停止、口鼻無氣息的這種症狀，嚴重者會影響到睡眠品質及日常作息。有個病人告訴我，當妻子發現他在睡眠中會出現暫時停止呼吸的狀況，嚇得每晚都不敢睡覺。他自己覺得不管睡多久，起床時還是感覺睡不飽，而且白天常常打瞌睡，甚至開車時，也會不知不覺地突然睡著，好幾次差點發生交通意外。

基本上，「睡眠呼吸中止症」的人，就像待在氧氣不足的房間裡，開始睡著時會出現打鼾，等到鼾聲停止，就出現暫時停止呼吸的現象，約持續十秒以上，雖然這時胸腹部還有收縮，但事實上沒有吸氣、呼氣的動作，等到再度呼吸的瞬間，會出現倒吸一大口氣，有的人會因此突然醒來、有的人還會繼續睡，繼續呼吸中止、吸氣、打鼾等這類循環。

「睡眠呼吸中止症」有輕重之分，輕者的暫時停止呼吸不會持續太久，發生的次數也不高，血液裡的氧氣成分也沒有受到影響，患者白天也不會出現嗜睡、不專心、疲憊等其他症狀。但若不處理，身體健康還是會拉警報。這種睡眠障礙，中年男性、肥胖者得到的機會較大，老人患者的比例也比年輕人高。「睡眠呼吸中止症」的患者通常有哪些特徵？

從外觀而言	好發於四十歲以上的中年男子 多為肥胖者，身體質量指數（BMI）大於二十八 頸圍粗大：男生大於四十三公分；女生大於三十八公分
從鼻喉構造來看	有鼻瘜肉 出現舌頭肥大 扁桃腺過於肥大 下巴過小或後縮 出現鼻中膈彎曲

	嚴重打鼾並出現呼吸中止
	早上感覺頭暈頭痛
	脾氣不易控制、焦躁易怒
	反應緩慢、忘東忘西、注意力無法集中、記憶力減退
從生活行為來看	白天嗜睡，容易打瞌睡
	睡覺時鼾聲不斷、會自己嗆到、大口喘氣
	睡覺時會突然驚醒
	睡醒後仍感覺疲憊
	習慣性仰躺睡姿
	經常喝酒、服用鎮靜劑或安眠藥

小孩睡覺出現打鼾要小心

睡覺時打鼾，忽然停止呼吸，無意識的憋氣憋到不行的時候又自己開始呼吸。有時患者不知道，也不會醒來；即使醒來，或許可以馬上再睡回去，患者都不一定知情自己剛剛沒有呼吸。

這種暫時停止呼吸的現象，叫做「睡眠呼吸中止症」，是近八〇年代醫學開始關注的問題，大人小孩都可能有這個現象。從比例上來看，一百個人當中有四個人會出現這種症狀。

「睡眠呼吸中止症」最明顯的前兆就是「打鼾」。關於孩子打鼾，好像滿常見的，有些孩子因為扁桃體較大，相對而言，呼吸道就比較狹窄；有些小孩經常感冒或支氣管炎、鼻炎，這樣的孩子也容易打鼾。

有一次朋友急忙打電話來問我，說朋友的孩子有打鼾毛病，被醫生告知要摘除扁桃體，問我是不是該動手術？這涉及了一個重要的問題：打鼾到底需不需要治療？

小孩打鼾如果沒有趕緊治療，問題會很大。兒童的打鼾，如果趕緊治療，隨著年紀，免疫力增強，再加上中醫、針灸調理，會有良好改善。

小孩打鼾大多是因風寒感冒所引發的後遺症，也就是中醫所講的「六邪入侵」所產生。如果不及早治療，等到漸漸長大，會有五官疾病，如鼻過敏、鼻竇炎、進而鼻咽癌、眼睛近視、咽喉病變、耳鳴、中耳不平衡、重聽、進而注意力不集中、漸忘……等疾病。

兒童打鼾，是一定要治療的。從外因來看，是「外感風寒」導致「痰飲內生」。

中醫臟象學說有個概念：「五臟六腑皆生痰」：

「肺生痰」，為嬌臟，主氣而司呼吸，其主功用為宣發肅降，通調水道。

「脾生痰」，中州脾土，通達上下，為機體水穀精微升降運行之主要途徑，故稱「脾為後天之本，氣血生化之源」。

「腎生痰」，中醫認為「腎為先天之本」至關重要，並有「腎為氣之根」和「腎為痰之本」等等專講「腎生痰」的論述。

「心生痰」，心氣虛弱，他臟痰濁因虛乘心，或由於本身陽氣不振，造成血液循環遲緩而自身凝聚成痰或痰瘀不行。

「肝生痰」，肝經常處於一種調達、發展、舒暢、宣散、流通等綜合狀態之中。所以「肝主疏泄」，包括條達氣機、運藏血液、促進運化水穀精微、津液、水氣等功用。也因為肝主疏泄，肝臟產生的痰症，痰與瘀相兼之症，確實比他臟多，如梅尼爾氏病、憂鬱症，青光眼……都與肝臟痰瘀有關。

先前我提到曾經治療一位十歲打鼾嚴重的小病人，當時他出現時，整個人看起來十分沒精神，也懶言、注意力不集中，可見「打鼾」已經嚴重影響到他的正常生活作息與學習能力。幸好母親及早送醫治療，經過我兩次針灸、中藥調理，鼾症已消失。由於晚上睡得好，白天有精神，現在他已是健康寶寶一個。

小孩打鼾是父母的責任，如果不好好照顧，後面會引來許多併發症。打鼾的孩子，建議父母讓孩子採「側睡」，平時也可多做「伸舌頭、做鬼臉」運動來訓練咽喉肌肉，這樣可以幫助減鼾、治鼾。如果是大人想減鼾，一定要做好體重控制，並且平常一定要有規律的運動，但千萬不要在晚上運動，因為愈靠近睡眠時間的劇烈運動，只會讓鼾聲更大聲。

如果打鼾嚴重，到了有暫時停止呼吸的狀況，且嚴重影響白天的作息，那麼就可以考慮手術介入。慢性鼻炎有可能造成打鼾，用比較保守治療鼻炎的方式來間接控制打鼾，不應該隨便動手術。孩子有些病症會隨著年齡的成長而慢慢不再是問題，只是需要時間等待。

但是，如果發現孩子打鼾幾下後忽然停止呼吸了，而且持續好幾秒鐘的憋氣，就是有「睡眠呼吸中止症」的現象，這是做父母最擔心的事。我的病患當中也有小孩子，父母親經常擔心害怕、戰戰兢兢，連續好幾個晚上，母親都看著他睡覺並錄影，把他打鼾後停止呼吸的現象記錄下來。有一次，媽媽擔心小孩憋氣太久、呼不過氣來，衝動地去翻小孩身體，刺激他呼吸。兒童若有打鼾停止呼吸的症狀，家長一定要注意看顧。

睡眠呼吸中止症，你屬於哪一型？

如今在美國，每十五個人就有一人確定診斷為睡眠呼吸中止症（約一千八百萬人，約佔總人口數六．六二%），比例非常可觀，其中至少有八〇%以上是屬於阻塞型睡眠呼吸中止症（Obstructive Sleep Apnea Syndrome，簡稱OSAS）。

排名十大名人暫停呼吸

美國媒體做過「Top 10名人暫停呼吸」報導：身高超過七英尺和體重三百二十五磅的影星沙奎爾（Shaquille O'Neal）、美國著名嬉皮士運動的先驅之一傑瑞（Jerry Garcia）、德克薩斯州長瑞克（Rick Perry）……都是「睡眠呼吸中止症」的成員，他們站出來，喚醒大家注意這種病症。

如何知道自己有「睡眠呼吸中止症」？醫院診斷通常是根據病史、體徵和入睡後觀察十五分鐘以上，即可作出初步的診斷，也可經由多導睡眠圖來確診，這種診斷可準確地掌握病情輕重以及之後的治療效果。檢查的時候，需要患者整夜睡眠的監測記錄腦電圖、眼電圖、肌電圖、眼動圖、口鼻氣流、胸腹活動度及脈氧飽和度等項目，綜合判斷來做最終的確定。

因為名人光環，「Top 10名人暫停呼吸」的報導照片，很快引起讀者的注意。我是醫生，注意到的地方跟讀者不同，那張照片中的患者幾乎都是胖子！沒錯，「睡眠呼吸中止症」主要多見於肥胖患者。肥胖的人，因為頸部組織擁擠，比較容易導致呼吸道阻塞，容易罹患此症。肥胖者的頸部、咽部、舌及顎部等上氣道脂肪因為過度聚集，使得軟組織體積增大，以至於上氣道變窄，不管是仰、是臥，睡眠時咽部脂肪的下墜和頸部脂肪的壓迫，都會迫使狹窄的氣道進一步塌陷閉塞，從而導致打鼾的發生，所以身體較胖、脖子短或粗大的人都要格外注意。

報導中還提及，有些人白天會有嗜睡傾向，有些人晨起會頭痛，有些人是睡眠憋氣後驚醒、常感心慌、胸悶或心前區不適等，這些都是「睡眠呼吸中止症」的臨床表現。

「睡眠呼吸中止症」可以分成：

一、「阻塞型」睡眠呼吸中止症（Obstructive Sleep Apnea Syndrome，簡稱OSAS）：

這是最常見的一種，大概九成的患者都是此類。診斷標準為：口鼻氣流停止，但胸腹呼吸運動仍存在，氣流停止達十秒以上，氧飽和度下降值達四％以上，呼吸紊亂指數（RDI）為五次／小時以上。

這類病因，主要是咽喉附近的軟組織阻塞呼吸道，使得上呼吸道變得較狹窄，進而引發鼾聲與呼吸中止。上呼吸道結構異常者（如鼻中膈彎曲、鼻甲肥大、鼻瘜肉增生、懸雍垂過長、扁桃腺肥大、舌根肥大等）、呼吸道肌肉過度鬆弛與肥胖等是常見的誘因。

二、「中樞型」睡眠呼吸中止症（Central Sleep Apnea Syndrome，簡稱CSAS）：

這種病症可能是由於腦部受到中風、創傷或其他問題影響正常呼吸，大腦不能發出呼吸指令而形成睡眠呼吸中止症。另一種是中樞神經系統發生問題，使得呼吸訊息指令異常，因此無法產生呼吸動作而導致呼吸停止。診斷標準為：口鼻氣流停止，同時胸腹呼吸活動也停止，持續時間十秒以上，氧飽和度值下降四％以上。

三、「混合型」睡眠呼吸中止症（Mixed Sleep Apnea Syndrome，簡稱MSAS）：

這種病症就是同時患有「阻塞型」與「中樞型」睡眠呼吸中止。診斷標準為：一次呼吸暫停中，首先出現中樞性呼吸中止，然後出現阻塞性呼吸中止，持續時間達十秒以上，氧飽和度值下降四％。

四、低通氣：

也就是單純鼾症，打鼾但不符合診斷睡眠呼吸中止症的標準。呼吸氣流強度下降幅度達五〇％以上，氧飽和度下降四％，持續時間達十秒以上。

以中醫的角度來看，「睡眠呼吸中止症」分類如下：

一、痰濕蘊肺型：

睡眠時鼾聲陣作、鼾聲如雷，白天嗜睡，體胖，胸悉，肢體乏力，納呆嘔噁，舌體胖大、舌質淡紅、苔白厚膩，脈弦滑。

二、痰瘀阻肺型：

睡眠時鼾聲陣作、鼾聲如雷，白日嗜睡，胸悶痰多，面色晦黯，口唇紫紺；舌質黯紫或有瘀點、舌底絡脈紆曲增粗，脈細滑或澀。

三、心肺兩虛型：

虛煩難寐，睡眠時鼾聲輕微，氣短，易醒、多夢，白天心悸怔忡，胸悶乏力，神倦懶言，頭昏健忘。舌質淡、苔薄白，脈細弱或沉細。

四、心虛血瘀型：

鼻鼾息微或氣粗，止息不定，心胸憋悶疼痛，痛引肩背，久病體虛勞倦，面、唇、指甲青紫，四肢厥冷。舌暗紅或有紫色斑點，脈微細或澀或結代。

五、肺腎虧虛型：

鼾聲細微，淺促呼吸，白天神衰色瘁，呵欠頻頻，舉止遲鈍，動則氣促息短，小便清長，夜尿頻多，腰脊酸軟，性功能減退。舌淡，脈沉無力。

六、肝膽濕熱型：

睡眠時鼾聲陣作、鼾聲如雷，脇肋脹痛灼熱，腹脹厭食，口苦泛噁，小便短赤或黃，大便不調，身目發黃，舌紅苔黃膩，脈弦數等。

七、肝腎陰虛型：

鼾聲頻作，白日躁動不安，眩暈頭脹、視物不明、耳鳴、五心煩熱、遺精、失眠、腰膝酸痛、舌紅少津、脈弦細數或細而無力。

八、脾虛濕盛型：

睡眠時鼾聲陣作、鼾聲如雷，白天嗜睡，脘胃痞悶，納呆嘔噁，大便溏薄，肢身困重，頭重如裹，面色萎黃晦滯，甚者肢體浮腫，舌淡或胖，苔白滑或白膩，脈濡緩。

九、脾腎陽虛型：

症見鼾聲輕微，呼吸淺促，甚至呼吸暫停。神疲少食，畏寒肢冷，白天昏昏欲睡、不分晝夜，呼之能醒，旋即複寐，健忘、反應遲鈍，伴夜尿頻或遺尿，性功能減退，腰膝酸軟，耳鳴頭昏。舌淡苔白，脈沉遲。此型多見於老年患者。該型為陽氣虛衰、脾腎不足。

「睡眠呼吸中止症」的形成病因

前面提過，「打鼾」是「睡眠呼吸中止症」的警訊，嚴重打鼾可能併發「睡眠呼吸中止症」。仔細說來，「睡眠呼吸中止症」的病因十分複雜，與呼吸系統、心血管系統、神經系統、內分泌系統以及耳鼻喉的關係十分密切，然而絕對脫離不了「打鼾」。

現代醫學認為造成「鼾症」的原因，包括「鼻」和「鼻咽部」阻塞，如鼻中隔偏曲、鼻瘜肉、鼻甲腫大、鼻腔腫瘤、腺樣體肥大和鼻咽部腫瘤……等。另外，扁桃體腫大會造成口咽狹小，軟顎、懸雍垂較長者，也會引起鼾症。

之前提到過打鼾好發於中年人，其實老年人打鼾比例更多，因著年齡老化組織鬆弛，尤其是咽壁組織鬆弛、塌陷而內移，老年人幾乎八成以上都會打鼾，要格外注意。

從解剖學角度看，喉上方有五個部位（鼻部、鼻咽、口咽、軟顎部以及舌根部），這三個地方容易發生狹窄、阻塞。假設是鼻和鼻咽阻塞，如鼻中隔偏曲、鼻瘜肉、鼻甲肥大、鼻腔腫瘤、鼻咽腫瘤……等等，都會引起打鼾而併發此症。其他疾患如舌體肥大、腺樣體肥大、頜骨畸形、喉部畸形等也會引起打鼾。

醫院針對鼻鼾的患者使用Ｘ光投影測量，結果證實：嚴重鼾症的患者，下頜平面較陡、下頜後縮、軟顎及舌體較肥厚、舌位後移明顯，繼而導致氣道狹窄。

打鼾一出現，就得小心謹慎，因為鼻鼾有一定的潛在危險，容易導致或加重呼吸衰竭，嚴重時會發展成為「阻塞型睡眠呼吸中止症」（Obstructive Sleep Apnea Syndrome，簡稱ＯＳＡＳ），患者會出現呼吸暫停和呼吸表淺、夜間低氧血症，間接造成白天困乏、頭痛、頭昏、乏力、記憶力減退、認知功能損害等。長時間的低血氧不但會增加左心室的負擔，也會因血氧減低使肺動脈收縮壓增高而加重右心負擔，造成心室肥厚，甚至心力衰竭或猝死。

有研究指出，亞洲人的面部結構決定了我們出現睡眠呼吸障礙的機率大於歐洲人，由於亞洲人的面部骨骼結構，使得咽腔障礙較大，因此更容易罹患此病。

什麼樣的人容易罹患「睡眠呼吸中止症」？

1.肥胖、頸圍粗大。

2.上呼吸道狹窄者，包括鼻腔阻塞、扁桃腺及舌頭肥大，下顎過小或後繞。

3.好發於中壯年男性。

4.更年期或停經後的女性。

5.年長者。

近年來有逐漸年輕化的趨勢。

打鼾是睡眠殺手

你睡得好嗎？夜半時分，有人還睜眼數羊，告訴自己要睡要睡，卻怎麼樣也睡不著……失眠，似乎是現代人常見的問題，聽說睡前喝杯熱牛奶、洗個熱水澡有助於入睡，好不容易思緒開始模糊，睡意開始出現，沒想到睡眠中還有個隱形殺手在等著……。

為何總是睡不好？

睡眠，是人類基本的生理需求，每個人都需要睡眠，但是大多數人都睡不好。睡不好有很多原因，如生病、時差都讓人睡不好，但是綜合所有因素，「心理因素」最重要。壓力、焦慮、憂鬱……這些生活事件和環境引起的問題是睡不好的主要心理原因，當現實生活中這些問題消失，睡不著的現象自然就消失了。若這些現實因素一直未獲改善，讓焦慮度和情緒張力不斷增高，就會愈來愈睡不著，形成一種惡性循環，造成「長期失眠」。

「長期失眠」會造成注意力不集中、思維能力下降，產生抑鬱、焦慮、精神緊張等情緒，也會讓大腦皮層功能失調，引起植物神經紊亂，嚴重時可能會形成精神病、神經官能症。基本上，長期失眠是憂鬱症的開端，之後會引發生活上一連串的惡性循環。

睡得好或睡不好，自己最清楚了。入睡十分困難、常常夜半醒來、做噩夢、睡不夠、白天嗜睡、夜間盜汗、說夢話、磨牙、打鼾……都是睡不好的表現。

掌握六個熟睡小秘訣

想要睡得好有秘訣。我有個鄰居，我都叫她福婆婆，八十幾歲的一個老奶奶，每天一大早就可以看到她在運動。起得早、七分飽、常動動、多笑笑，是一種養生哲學。我看她每天日行千步，口中無怨聲，臉上常喜樂，這樣的人，怎麼會睡不著？想要睡著其實很容易，只要這樣想：人生不過就是過客！這樣想，再大的煩惱都會過去。

八十歲老太太的養生之道可以是「日行千步」，但是對於中年人，想要體強健壯，可要「快走發汗」，讓身體新陳代謝正常運轉，這樣身體才會愈來愈好。

遇到失眠的病人，我經常提供他們以下睡眠小技巧。

一、平穩情緒

「情志」影響健康，是千古年來的養生之道。中醫認為，「肝」的疏泄功能正常，則精神舒暢，情志不抑鬱。

《黃帝內經．素問》記載：「人有五臟生五氣，以生喜怒悲憂恐。」喜、怒、憂、思、悲、恐、驚，即中醫所謂「七情」，情志活動與臟腑有密切的關係：心為喜，肝為怒，脾為思，肺為憂，腎為恐。

不同情緒刺激，對臟腑的影響不一。如怒氣太過會傷肝，導致血隨氣上湧，出現吐血或昏厥、發生腦血管阻塞、血壓高、嘔血、瀉泄等病變；過喜則氣緩、如渙散；過悲則氣悲，顯得短氣無力；過恐則氣下，產生恐懼後尿失禁、腰膝酸軟等症狀；過思則氣結，氣過凝聚使脾胃不通，出現無食欲、腹脹、腹瀉等消化症候；過驚則氣亂，產生腎氣不足，好像心忐忑如人將捕之。

我們一生下來就會睡覺，睡覺很容易，但要睡好覺並非易事。長期失眠者因精神不佳、容易脾氣暴躁、肝氣鬱結，逐漸會出現記憶力減退、注意力不集中、白天精神不振、恍惚、免疫力下降等症狀。

能好好睡覺是一大福報，睡得好，心情好，健康也好；睡不好，肝臟的疏泄功能一旦失常，久而久之身體一定不好。睡覺前要平穩情緒，將頭腦中的事暫時放下，頭腦、身體都放鬆了才能睡得安穩。在緊張的情緒下睡覺，一定胡亂做夢，無法得到真正的休息。

二、順時養生

想睡好，就要遵循時序養生，讓經絡符合氣血盛衰和運行的規律。

古人將一天分成十二個時辰，也就是兩個小時相當於一個時辰，發明了「十二時辰養生」。每一個時辰都有一個經、一個臟腑值班。例如晚上十一點到一點的時候叫「子時」，這個時候走膽經，膽在值班。所謂「子時一陽生」，這時候是身體正要開始養陽氣的時候，也就是說，陽氣正要出來。剛剛長出來的陽氣，還很微弱，我們要特別保護這個陽氣，應該怎麼保護呢？要用「睡覺」來保護。也就是說，晚上十一點的時候，就不要再去唱啊跳的，而應該上床睡覺。不是等到十一點的時候才上床睡覺，而是十一點時身體應該已經處在熟睡狀態了。那麼什麼時候該上床呢？應該在十點半左右。

肝膽互為表裡，到了「丑時」，也就是凌晨一點到三點的時候，是肝經值班。這個時候的陽氣比膽經值班的時候要生得大一點了，這個時候是「肝經造血」的時間，肝臟要工作，除了解毒、還要造血，都是在這個時候進行，很多有肝病的人都愛熬夜，把身體搞壞了。那些夜裡半睡半醒、會打鼾的人，肝功能也容易紊亂，肝臟若是在這個時間未能獲得喘息的機會，自然就容易生病。

三、作息正常起規律

哲學家梭羅在《湖濱散記》提到，每天走著走著，荒煙漫草就走出了一條小徑。習慣就像一道軌跡，每天養成，就成了習慣。人需要養成「作息正常」的習慣，有了規律的作息，每天就會固定時間起床，晚上也會固定準時睡覺。身體一旦養成規律睡眠，時間一到，自然入睡。

四、睡前泡腳、快速沖熱水澡

睡前泡腳，會讓血液往腳底加速循環，頭腦就昏昏欲睡。因為泡腳會讓身體發汗，所以趕緊沖個熱水澡，然後躺在床上，隨著體溫慢慢下降，睡意也會隨之而來，眼皮就慢慢闔上了。

五、關掉所有燈光

電視、電腦的螢幕光都會影響睡眠。睡覺時，不應該有任何燈光。電視、電腦不應該放房間。

六、挑個好床、好枕頭，放個好方位

好床和好枕頭就像女人的內衣一樣，選對了就好用。床不對、枕不對、放的位置不對，任你怎樣輾轉反側都難入睡。我有個病人告訴我，她每晚做夢夢到自己掉到便坑。有回她邀我去她家喝茶，我才發現她的床位在浴廁旁，她躺臥的位置就剛好對準馬桶，我走進浴廁立刻聞到臭味，難怪她會夢到自己掉到便坑。

以上是提供一般人睡不著的小秘方，身體生病有疼痛而睡不著的人也可以試試。我常告訴我的病人，碰上失眠，千萬別驚慌，先讓自己緩一緩，平復一下心情，想想自己為何睡不著，原因出在哪裡？如果總想著「慘了慘了，明天肯定沒精神」，那多半真的會睡不著。放鬆點，就算真的睡不著，躺著閉目養神也是讓身體休息的一種方法。

另外，很多人喜歡補回籠覺，其實覺是補不回來的，愈睡愈昏沉，要做的是乖乖恢復自己規律的睡眠時間，改正不良睡眠習慣，例如睡前不要再使用電子產品、不吃消夜、尤其睡前忌食辛辣食材……。健康源於好的睡眠，我們一定要學會調理睡眠，這會為大家的睡眠帶來幫助。

為何酣聲大作？

睡眠品質好不好的基本指標是：會不會打鼾？

會打鼾就表示淺眠，連帶地出現白天精神不好、注意力不集中、記憶力減退、容易嗜睡，甚至脾氣暴躁等情形。在打鼾的人當中，大約有四分之一會合併有「睡眠呼吸中止症」，這是非常恐怖的。他們會在鼾聲大作中，突然停止呼吸十秒、二十秒或更久，也許換個姿勢就可以繼續呼吸，但是嚴重的「睡眠呼吸中止症」，有生可能在睡夢中就說再見了。

為什麼會打鼾？打鼾是呼吸道受阻，空氣和呼吸道黏膜摩擦，產生的氣流震動聲響。最常發生呼吸道阻塞的部位是「鼻腔」、「軟顎」和「舌根」這三處，入睡後「軟顎」和「舌根」會放鬆，軟顎組織一鬆垮，或舌根一下沉，就阻塞呼吸道，呼吸道愈狹窄，鼾聲就愈大。

身體疾病也會造成打鼾，鼻炎、扁桃腺肥大、支氣管炎、高血壓、心臟病、肥胖……都常會伴有打鼾症狀。另外，也有先天性的打鼾，例如下巴太短、舌頭太大，也很容易發生呼吸道阻塞或狹窄，而引發打鼾。肥胖的人也容易有習慣性打鼾，「睡眠呼吸中止症」就常常發生在肥胖者的身上。

打鼾的人能為自己做什麼？

既然我們無法不睡眠，也無法不呼吸。那麼，要睡就要睡好，睡眠中還要繼續呼吸才好。前面提到了「打鼾」對「睡眠呼吸中止症」的嚴重影響，「打鼾」還會增加高血壓、心臟病或中風的機會，「打鼾」就是「睡不好」的現象。我們白天生活品質如何，取決於前一晚的睡眠品質好不好。打鼾是一種睡眠障礙，如果一直忽視這種障礙，到後來就會釀成災害。

好的睡眠品質讓人有更充沛的精力，可以完成更多有意義的事。反之，「打鼾」或「睡眠呼吸中止症」患者則是每況愈下，情景愈來愈不樂觀。好的睡眠品質長期所帶來的潛在利益，是令人驚歎的。

打鼾者應該要為自己做點事，好改善自己的狀況。我經常鼓勵打鼾病人找出打鼾原因，對症下藥，這是為家人著想，也幫助他們的伴侶，維持好的婚姻生活品質。

六招遠離打鼾

一、控制體重：

減重是打鼾患者最根本的治療。只要體重減少三至五公斤，就能有效控制打鼾。

二、採用側睡：

仰睡時，舌頭容易滑到後方，阻塞住喉嚨，所以仰躺會增加打鼾的次數，最好採取側睡，而且枕頭不要太低，因為過低的枕頭會使得下顎向上抬，容易以口呼吸，導致打鼾。

三、大口深呼吸

要經常清晨到樹下練氣功，做深呼吸，使鼻道保持暢通。

四、常做臉部運動：

臉部運動有助於伸展面部神經、使肌肉恢復彈性，減少打鼾的機會。

五、常常唱歌：

唱歌可以鍛鍊聲帶附近的肌肉，讓肌肉變得更有彈性。多唱歌可以改善打鼾。英國艾斯特爾大學的研究人員，曾經針對二十名長年打鼾的人，進行研究，發現受試者三個月來每天進行二十分鐘的歌唱訓練，打鼾的現象有顯著改善。

六、避免喝酒、服安眠藥或鎮定劑：

喝酒讓神經麻痹、肌肉鬆弛。有鼻病的人，喝酒後難治癒，且常會引起鼻竇炎、鼻咽癌等其他症候；而服用安眠藥、鎮定劑的人，常會在睡眠中，因為腦昏睡而不知自己打鼾時呼吸中止的嚴重狀況，反而延誤病情治療的最佳時機。

打鼾是可以預防的，改變個人的生活方式，例如從仰睡改成側睡、使用適當高度的枕頭，就可以排除一些引起打鼾的原因。打鼾是「睡眠呼吸中止症」的最主要表現，巨大的鼾聲是身體健康的警訊。

以往對於打鼾，大家都認為無所謂，沒有任何醫學上的意義。隨著醫藥的研究發展，打鼾不再只是一個普通的問題，而是具有病理上的意義，更多精確的研究發現，打鼾與許多疾病有關聯。

基本上，打鼾的預防和治療，可採用非手術療法、藥物治療、輔助工具的使用以及外科手術療法。如果打鼾相當嚴重，一般會採取侵入性的開刀治療，這種做法是將鼻喉之間的軟組織切除或收緊，這些都是屬於西醫的範圍。中醫則採用針穴療法、中藥療法，以及二者交互的辨證療法，這個部分下一章會提到。

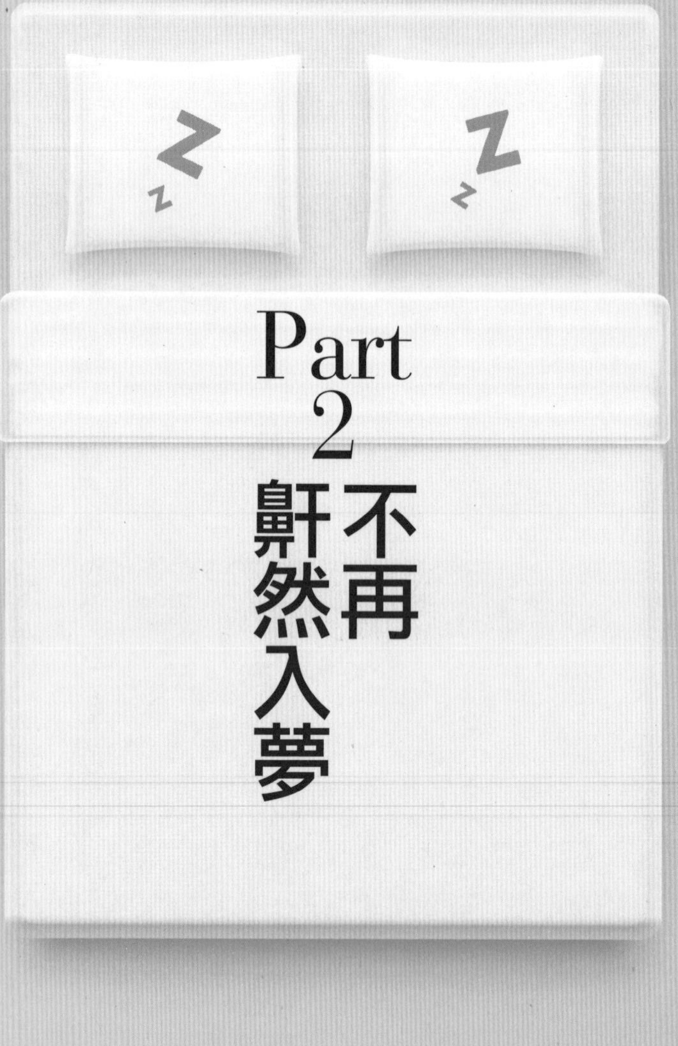

Part 2

不再鼾然入夢

不再鼾然入夢

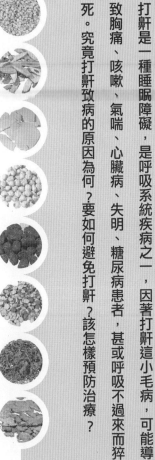

當一個人發現自己注意力不集中、老提不起勁、感冒不易好、免疫力降低、疲勞無法紓解時，有沒有想過，這可能是「打鼾」惹的禍？

打鼾是一種睡眠障礙，是呼吸系統疾病之一，因著打鼾這小毛病，可能導致胸痛、咳嗽、氣喘、心臟病、失明、糖尿病患者，甚或呼吸不過來而猝死。究竟打鼾致病的原因為何？要如何避免打鼾？該怎樣預防治療？

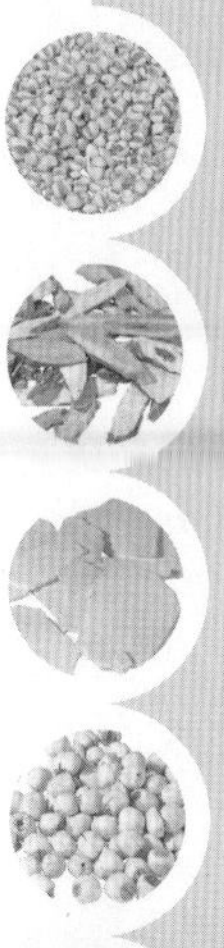

睡眠醫學看打鼾疾病

經過多年研究與發展，睡眠醫學已成為一門新興顯學，尤其在「睡眠呼吸中止症」上研究成果頗豐。最值得令人關注的是，引發「睡眠呼吸中止症」的關鍵因素，就是「打鼾」！

管好睡眠是件大事

睡眠和吃飯一樣，是人生大事。每年，世界睡眠醫學學會（WASM，World Association of Sleep Medicine）都會發起「世界睡眠日」，在各地分會和網站舉行各種睡眠展覽活動，目的就是要喚起公眾重視睡眠、關心睡眠。

二〇〇七年，美國「內科醫師考試委員會」設立了「睡眠醫學專業考試」，「睡眠醫學」成了臨床醫學領域裡一個獨立的專業。許多睡眠障礙研究的相關內容，已列入醫學生的課程教材。近年來，睡眠醫學無論在基礎研究領域還是學科建設方面均取得了較大進展。其中，「睡眠呼吸中止症」尤其引人注意。在國際上，經過了二十幾年的發展，睡眠醫學已形成一門新興學科，深入研究睡眠這個領域。

只有去了解睡眠障礙的原因，才能真正對症下藥，正確處理睡眠障礙的問題。二〇一四年「世界睡眠日」（World Sleep Day）的口號，透露了睡眠障礙最嚴重的一個項目：「睡眠呼吸中止症」。那年的口號是「Easy breathing, Restful sleep, Healthy body」，即輕鬆呼吸、安心睡覺、健康身體，引起大家對「睡眠呼吸中止症」的關注。

然而，引發「睡眠呼吸中止症」的關鍵因素，就是打鼾。台灣睡眠醫學學會二〇一三年三月曾發表最新「全台千人睡眠呼吸中止症大調查」結果發現，近七成受訪者有「打鼾」習慣，其中逾三成是「睡眠呼吸中止症」的高危險群，但卻有近九成的受訪者不知道何謂「睡眠呼吸中止症」，當全球國際醫學都在高度關注「睡眠呼吸中止症」的引爆點「打鼾」，台灣民眾卻還對此病症的認知度不全，實在是一大隱憂。「打鼾」這件事，不去理會是不行的。

「打鼾」與「睡眠呼吸障礙」

飾演包青天的知名演員金超群，曾公開表示他有「睡眠呼吸中止症」。他曾多次在媒體上表示，自己在睡覺時都必需佩戴呼吸器，十分困擾。

金超群才六十幾歲，按他這年齡，健康情況其實算是老當益「壯」。不過，他有個問題，就是睡覺時鼾聲如雷。

會打呼的人因為狹窄的「口咽腔」和「氣道」無法在睡眠過程中導入足夠的氧氣，因此無法徹底排出二氧化碳。也因此，身體在缺氧的狀況下無法燃燒掉多餘的脂肪，導致脂肪囤積和肥胖症纏身。據悉，金超群的體重最高曾經飆到一百一十多公斤，有肥胖問題的人，口咽腔軟組織（包括懸壅垂、軟顎、舌根部）會隨著體重增加而變得肥厚鬆垮，造成氣道更形狹窄，睡眠時血中含氧量驟降的惡性循環。因此患有睡眠呼吸中止症的人一旦胖起來，身材往往就「回不去了」。也由於口腔組織肥厚並且鬆垮，氣道容易狹窄，所以容易出現「打鼾」症狀，接著就容易併發「睡眠呼吸中止症」，也容易罹患「心血管疾病」和「三高」，大家應該更重視「打鼾」問題並且多加防範。

根據我多年臨床觀察與治療經驗發現，九成以上「打鼾因而引發睡眠呼吸中止症」的患者，都有體重過重和肥胖的問題。從西醫的角度，睡眠醫學對「睡眠呼吸中止症」的治療，不外乎採用幾種方法：

（1）藥物治療

目前並沒有非常有效的藥物可以治療或改善「睡眠呼吸中止症」，但如果避免使用某些藥物，可以改善一些患者的「鼻鼾」現象，如安眠藥物、鎮定劑及肌肉鬆弛藥物，這類的藥物會抑制呼吸，繼而降低咽喉肌肉的反射，使病情加重。另外，有些藥物已試用於臨床，如「普羅替林」和「氧丙咪嗪」可減輕睡眠呼吸暫停；「鼻塞劑」及「鼻潤滑劑」，可減輕氣流在上氣道形成的渦流，改變壓力與流量關係，從而減輕打鼾。

（2）非手術療法

藥物治療主要是減輕「鼾症」，其他非手術療法治療「睡眠呼吸中止症」的方法，包括「行為干預」，如減肥、禁菸酒、多休息、預防感冒、保持側睡。「器械療法」，如功能性口矯正器治療、經鼻插管法、鼻瓣擴張器、低溫等離子消融技術等。其中，減肥可以直接減少呼吸道的阻力，增加氣體進出的空間，所以可以改善呼吸道的通暢。多數肥胖型患者可給予低卡路里食療，只要將其體重下降五至十公斤即可改善症狀。此外，「睡眠呼吸中止症」患者必須禁菸酒，「抽菸」容易引發上呼吸道病變，使上呼吸道腫脹加劇，使睡覺時打鼾及呼吸中止進一步惡化。「酒精」會降低呼吸道周圍的肌肉張力，因而阻礙呼吸。菸酒雖有助眠的效果，但同時會抑制驚醒反應，進而有加重症狀的危險產生，所以必須戒除。

「睡眠呼吸中止症」可以「戒菸」、「戒酒」、「側睡」、「情緒變化」等各種行為治療方法治療睡眠呼吸障礙。也可以戴「鼾症矯治器」來治療。

「鼾症矯治器」可以幫助下頜及舌體往前移，當軟顎隨舌背部水平降低，舌體前移且前傾，氣道間隙就會擴大。在臨床上，「混合型睡眠呼吸中止症」（即「阻塞型」和「以上氣道阻塞」）為主的患者用「鼾症矯治器」，可以使鼾聲大幅度減輕，甚至可以讓鼾聲消失，這種方式可以使呼吸暫停現象明顯改善或完全消失。如果是「中樞型睡眠呼吸中止症」、「過敏性鼻炎」或「鼻阻塞疾病」、「嚴重牙周病患者」就不適合「鼾症矯治器」治療。

「鼾症矯治器」是現在治療「睡眠呼吸中止症」的主要方法。其作用原理是，夜間睡眠呼吸過程中，向呼吸道內增加一定程度的壓力，提高口咽部空氣壓力，逆轉咽部氣道跨壁壓的傾斜度，形成一種「氣態支架」，從而保持呼吸道的通暢，防止氣道塌陷和阻塞的發生，這一壓力能夠消除「鼻鼾」，並提高夜間睡眠時的血氧濃度，這種療法簡單直接，容易被患者所接受。

（3）手術治療

手術治療包括切除肥大的「腺樣體」及「舌顎弓」和「咽顎弓」，來增加咽腔的通暢，減少空氣流的阻力；將軟顎向前移位及去掉舌顎弓，這可減少睡眠時軟顎後墜阻塞鼻咽部的機會，也使舌減少後墜。如有鼻阻塞的病人，應該進行鼻部的手術，使鼻道通暢。這類手術具有一定的危險性和不良反應，故保守療法更易於被患者接受。

如果是要解決「咽喉部軟顎水準氣道狹窄」的病人，可以採「懸雍垂軟顎咽成形術」（uvulopalatophargngoplasty，UPPP）、「舌骨懸吊」、「頦舌肌前移」等手術。

「懸雍垂軟顎咽成形手術」主要是摘除扁桃體，切除扁桃體的前後弓、部分軟顎後緣，包括懸雍垂，通過切除部分懸雍垂及扁桃體，來增大咽部的間隙，增加口咽和鼻咽入口直徑，減少顎咽括約肌的容積，以防止睡眠時上氣道阻塞，從而治療鼾症。

這種手術的有效率在五〇%左右，是目前治療「鼾症」及「睡眠呼吸中止症」最常用的手術方法。無效的患者主要是因為睡眠時舌根仍會後墜。這種手術也可輔以「激光」治療，「激光」輔助「懸雍垂顎咽成形術」會讓創傷小，副作用也少。

「舌骨懸術」包括「頦前徙」與「舌骨肌肉」切斷，用於「阻塞性睡眠呼吸中止症」的正頜外科治療。如果單純做「下頜骨及頦部前徙術」對舌骨位置的改變並不明顯，而「頦前徙」加「舌骨肌肉切斷」、「懸吊術」可同時改變舌和舌骨的位置，充分前移舌根部，且不會改變咬合關係。

小頜的病人容易舌後墜，可以做正頜等手術，如「下頜骨前移術」。其實「睡眠呼吸中止症」的患者有〇．六%存在不同程度的下頜畸形，這類病人如果採用該手術後，症狀通常會有明顯的改善，但這種手術算大手術，老年人不易接受。

對於嚴重的「睡眠呼吸中止症患者」，實行「氣管切開置管」是緊急而有效的方法，可以長期留管，然而很大的缺點是容易感染、不能講話，並不是一項常規療法。

有些手術，如「懸壅垂軟顎成形術」，術後體內血液的含氧量會大幅提升，血碳酸值會明顯下降，於是身體囤積的脂肪可以順利氧化燃燒掉，食慾也不再旺盛。成功的手術可能會將「打鼾」併發「睡眠呼吸中止症」、「肥胖症」一次搞定。

我們的身體有兩套產生能量的系統，一套是「無氧」系統，一套是「有氧」系統。只有在「有氧系統」，脂肪才能夠燃燒，如果在缺氧的狀態下，脂肪是無法順利代謝的。九成以上的打鼾病人，經過手術治療後體重平均可減少四．五公斤，更重要的是不容易復胖，這是因為血液中的含氧量大幅提升，導致體脂肪代謝加速，所以瘦下來了。曾經有個患有重度「打鼾」併發「睡眠呼吸中止症」臨床患者，每次看見他都一副精神不濟的樣子，經過手術治療後，他的體重像溜滑梯一樣直線下降，術後一個月，輕鬆甩掉了將近十公斤的體重，食慾也不像以往那麼驚人。他現在食慾降低，晚上睡得又好，也不容易發胖，看起來神清氣爽。

「睡眠呼吸中止症」會造成哪些疾病？

在PART1裡，提到了「打鼾」和許多疾病有關，「睡眠呼吸中止症」也與許多疾病都有關聯。這一章我們來深入探討「睡眠呼吸中止」會造成哪些疾病？

「睡眠呼吸中止症」會使工作表現較差，也容易引起交通事故

「睡眠呼吸中止症」的患者，經常會伴隨精神不集中、學習能力下降、工作表現不佳以及增加意外的風險。根據統計，嚴重的「睡眠呼吸中

止症」是交通意外的主要原因，在道路機動車事故方面，「睡眠呼吸中止症」患者的事故發生率是健康人的四至六倍。可想而知，患有「睡眠呼吸中止症」的職業駕駛員是具有更高意外風險的，由於「睡眠品質不佳」和「腦部缺氧」，「睡眠呼吸中止症」患者存在著「認知功能」的全面低下，容易無法集中注意力、也難以維持警覺性，因而不宜從事危險的工作。

「睡眠呼吸中止症」，容易造成「聽力喪失」

美國「阿爾巴尼醫學中心」最新研究分析，從近一萬四千人的臨床病歷資料發現，「睡眠呼吸中止症」可能導致高頻、低頻聽力喪失。這項研究分析發表於二〇一四年美國胸腔學會國際學術研討會。美國研究員裘普拉博士表示，如果一個人有「睡眠呼吸中止症」，高頻聽力喪失風險就會增加三成一，低頻聽力喪失風險高達九成。同時喪失高低頻的聽力機率有三成八。

「睡眠呼吸中止症」，容易有「肥胖」問題

臨床分析顯示，「鼾症」與年齡、性別、體重、飲酒、體型、家族史有關。其中，男性、年齡約三十五至四十歲、飲酒、肥胖、有家族史、圓臉、小下頦者發生「睡眠呼吸中止症」的機率較高，肥胖的打鼾患者，也增加了心血管事件發生的危險。

「睡眠呼吸中止症」，容易引發「高血壓」

「睡眠呼吸中止症」是高血壓病的危險因素之一。患者在睡眠時，會因低氧血症激活腎素，血管收縮素原酶，導致血管收縮素II的生成增加，導致夜間血壓升高。「周期性的呼吸暫停」會伴隨低氧血症，反射性地刺激交感神經，使「兒茶酚胺」釋放增多，過多的「兒茶酚胺」分泌可能導

致「高血壓」和「心肌梗塞」。長時間的低氧，會損壞血管內皮系統，導致血管內皮素等縮血管物質分泌增多，使周圍血管收縮加強，血壓升高。「睡眠呼吸中止症」愈嚴重，高血壓發生的機率就愈高，愈不容易治療。

流行病學的研究觀察發現，有二五%至三〇%的高血壓患者，伴有不同程度的「睡眠呼吸中止」現象；有四〇%至六〇%的「睡眠呼吸中止症」患者合併伴有「高血壓」。

研究發現，一般人群中「睡眠呼吸中止症」的發病率約為二%～一〇%，而高血壓人群中，「睡眠呼吸中止症」的發病率約為三〇%；「一般人群中」高血壓發病率為一〇%～一九%，而「睡眠呼吸中止症」患者中，高血壓發病率為四五%～四八%。這些數據都顯示，「睡眠呼吸中止症」與「高血壓」兩者間互為病因，會相互加重彼此的症狀。

「睡眠呼吸中止症」會導致「心律失常」

「睡眠呼吸中止症」患者中有一半以上會伴隨「心律失常」的症狀，有些研究結果甚至顯示有七〇至八〇％以上的發生率。其症狀包括室性早搏、竇性心動過速、房性早搏及房室傳導異常，主要原因是來自「呼吸中止」的反復性發生，造成低血氧濃度。

睡眠呼吸障礙愈嚴重，心律失常的發生率就愈高。有研究指出，「睡眠呼吸中止」合併「心律失常」發生的機率，明顯比單純性睡眠障礙患者來得高。可能是因為血氧濃度降低後，心臟冠狀動脈血管發生痙攣以及急性心肌缺血有關。尤其是呼吸停止的時間愈長，血氧濃度愈降，心律失常就愈嚴重。如果患者本身就患有心臟疾病，如血性心臟病、心臟肥大、心力衰竭……等病症，「睡眠呼吸中止症」會更加重其病情。

「睡眠呼吸中止症」會導致「冠心病」、「猝死」

「睡眠呼吸中止症」的危險性主要是與心血管疾病相關，隨著年齡的增加而病情加重，因患者的年齡愈大，低氧血症會愈嚴重，冠狀動脈受累愈多，血管管腔狹窄也就愈發嚴重。研究顯示，「睡眠呼吸中止症」會讓「冠心病」的危險性增加。臨床顯示，「睡眠呼吸中止症」的重度患者中，有五〇％以上患有「冠心病」，近三〇％的患者會在睡眠中出現心肌缺血，尤其是快速動眼睡眠時期，患者常常會在此時發生憋氣與驚醒。這種發生主要與血氧濃度下降有關，經由鼻持續氣道正壓治療，可以減少夜間心肌缺血的發生。

研究報告顯示，有一百七十八名經冠狀動脈造影證實罹患冠心病的男性，與五十二名非冠心病的男性患者，進行多導睡眠監測。其中，三三．六％的冠心病患者伴有「睡眠呼吸中止症」。

「睡眠呼吸中止症」會導致「心力衰竭」

「睡眠呼吸中止症」會增加左心室的負荷，長久下來，就容易引起心力衰竭。心力衰竭的病人伴隨「睡眠呼吸中止症」的比例明顯高於一般人，兩者互為病因，相互加重。

由於血氧濃度降低，人體為了獲得足夠的氧氣，會加重「左心室」的負擔，可能引起並且加重心力衰竭，而心力衰竭也會影響到呼吸。根據統計，近五〇%的「重度充血性心力衰竭患者」會出現「潮式」呼吸症狀，合併「睡眠呼吸障礙」的心力衰竭患者死亡率極高。左心功能受損引起充血性心力衰竭，尤其是老年人或久病之中年人，主要發生於「中樞型睡眠呼吸中止症」類型的患者。採「吸氧治療」可以改善「左心室」功能，提高運動力也可以減少「睡眠呼吸中止症」的發生。

「睡眠呼吸障礙」會導致「心衰」，「心衰」又會加重「睡眠呼吸障礙」，表現出來的症候是嗜睡、疲勞、乏力，平時四肢無力，若從事一般體力活動即感疲勞乏力……這些都是左心衰竭的早期症狀。嚴重時可出現發紺、精神錯亂、甚至產生昏迷，所以如果一發現有此症狀，就必須當下判斷先治其標，避免延誤病情。

這類型病症可使用「CPAP呼吸機」（Continuous Positive Airway Pressure），利用持續正壓通氣治療，只要改善睡眠呼吸中止和低通氣，糾正低氧血症，就能有效改善心力衰竭症狀。「CPAP呼吸機」可以減低「中樞型睡眠呼吸中止症」的嚴重度，也可改善血氧飽和度和左室功能，提高運動耐量。

建議患者睡覺時頭部須墊高，這樣可以避免夜間睡眠氣短憋醒。

「睡眠呼吸中止症」會導致「糖尿病」

「糖尿病」與「睡眠呼吸中止症」的關係，比較少有獨立的研究報告，二者之間相互影響的數據，大部份是來自於臨床的病例研究。糖尿病患者中，有「睡眠呼吸中止症」的機率明顯比一般人來得高，這主要是歸咎於糖尿病患者的肥胖因素。

「睡眠呼吸中止症」會引起「糖」的代謝紊亂，這其中的原因與「交感神經」興奮性升高、下丘腦——垂體——腎上腺軸功能改變、血氧濃度降低對糖代謝的影響有關。

「II型糖尿病」與「睡眠呼吸中止症」互為高危險群，一旦確診其中一種疾病，應追查另一種疾病，如果兩者並存，則會有明顯的、致命性的心血管疾病產生，嚴重威脅人體的健康。

檢查的方式可通過經濟簡便的方法篩查「代謝綜合症與II型糖尿病」，內容包括測量腰圍、血壓、血脂與血糖。

如果能夠有效治療「睡眠呼吸中止症」，也會有助於改善生活質量與血壓控制，還能有益於改善血糖、治療肥胖症，並降低心血管風險。

「睡眠呼吸中止症患者」中「胰島素抵抗」及「糖尿病」的發生率比

健康人明顯增高。近年來的許多研究已經證實「睡眠呼吸中止」與「糖代謝異常」之間存在獨立相關性。多倫多大學塔季亞娜（Tatiana Kendzerska）博士帶領的研究團隊，針對了八千六百七十八名可能患有「呼吸中止症」的非糖尿病患資料分析指出，「嚴重阻塞型睡眠呼吸中止症」患者，罹患「糖尿病」的機率比一般人高出三〇%；「輕度」或「中型」睡眠呼吸中止症的患者，罹患「糖尿病」的機率則高出二三%。

「睡眠呼吸中止症」會導致「腦中風」

「睡眠呼吸中止症」在中風的病人身上非常易見，有研究報告指出，超過五〇%的「中風」病人會合併發生「睡眠呼吸中止症」。有的研究認為「阻塞型睡眠呼吸中止症」是造成中風的危險因子。「阻塞型睡眠呼吸中止症」的病人常同時有肥胖、高血壓、代謝症候群等問題，而這些問題本身也會增加中風的危險。「阻塞型睡眠呼吸中止症」造成中風的機轉是多方面的，這些機轉包括：「高血壓」與「慢性缺氧」所造成的粥狀血管硬化、心律不整、心輸出量降低以及凝血功能病變等等。甚至，「阻塞型睡眠呼吸中止症」造成的胰島素抗性增加，都是造成中風的可能原因。

除此之外，從杜卜勒超音波檢查發現，「阻塞型睡眠呼吸中止症」發生的同時，大腦動脈血流量會減少一五至二〇%；而「呼吸中止結束」的時候，大腦的血流量會先增加一五%，之後又接著一段血流量降低至基準線下。這種腦部血流量自主調控的異常，在「阻塞型睡眠呼吸中止症」造成中風的病理機轉中，可能扮演一定的角色。

「睡眠呼吸中止症」會損傷「腎功能」

「睡眠呼吸中止症」可能合併「蛋白尿」或「腎病綜合症」。「睡眠呼吸中止症」會引起慢性腎衰竭；「腎功能損傷」也可加重睡眠呼吸障礙，兩者互為病因。

由於患者上氣道關閉，胸腔負壓增高，右心回流增加、缺血、肺血管收縮、右心負荷加大、導致右心房擴張，刺激心房利鈉因子分泌增加，於是腎臟近端腎小管鈉重吸收率降低，於是尿滲透壓和腎小管濃縮功能降低。

臨床表現症狀為夜尿增多、浮腫，嚴重者可能出現「腎功能不全」的一系列表現。

「腎功能損傷」所伴隨的代謝性酸中毒，會使人體肺通氣量增加，以至於排出大量二氧化碳，以平衡體內之酸鹼度。如果二氧化碳減少，氫離子下降，吸吸中樞就會受到抑制，以抵消血液中酸中毒的呼吸刺激作用，因而出現「睡眠呼吸中止」。

尿毒症患者的尿毒素，會刺激中樞神經，使呼吸道狹窄，也容易引起「中樞型睡眠呼吸中止症」。「慢性腎功能衰竭」患者進行血液透析時，可改變控制肺通氣的化學感受器的調節功能，從而增加上呼吸道發生閉塞機率。這類患者的呼吸驅動不穩定，「膈肌活動」和「咽部肌肉」的擴張不協調，因此吸氣時不能充分或同步擴張上呼吸道的肌肉，間接引起「阻塞型睡眠呼吸中止症」的發生。

有份問卷調查，針對了三百九十三位慢性腎臟病患者詢問「睡眠品質」，結果發現：「輕中度腎臟病」患者，約有五成以上睡眠品質不良，而「重度慢性腎臟病患」睡眠品質不良更高達六成以上。證實腎功能與睡眠品質有十分密切的關係。

「睡眠呼吸中止症」會導致「水腫」

「睡眠呼吸中止症」會間接導致「水腫」；「水腫」也會直接加重「睡眠呼吸中止症」。當身體水液代謝不良，會引起呼吸道的肥大，從而產生或加重「睡眠呼吸中止症」，最常見如「肺水腫」。

曾有報導肝硬化腹水個案，在抽去腹水後，「睡眠呼吸中止」的症狀就消失。水腫的發生與血氧濃度相關，當血液中的血氧濃度減少，二氧化碳濃度過高時，可誘發心、肺、腎相關疾病的發生，間接引起或加重「水腫」，如心源性、腎源性水腫……。

「睡眠呼吸中止症」會影響「消化系統」

「睡眠呼吸中止症」可能會合併「夜間胃食管逆流」，主要原因是呼吸中止會導致「胸腔負壓增大」，於是「下食道括約壓力」增大。當「胸腔負壓增大」超過「下食道擴約肌張力」時，則可由於「負壓作用」使胃內容物進入食管。胃食管逆流時，酸性物質的刺激也可反射性引起「呼吸中止」。二者可同時存在，相互加重。通常經過呼吸器治療後，「胃酸逆流」的情況會出現好轉。

「睡眠呼吸中止症」會紊亂「神經系統」

「中樞型睡眠呼吸中止症」患者可能會因為不斷重複的低氧血症，使大腦發生一系列生化及病理改變，腦中神經代謝物一旦不能及時清除，就會造成傳輸所必需的介質合成受到影響，於是產生廣泛的大腦損害。

「睡眠呼吸中止症」患者的腦血流量，無論是「清醒期」還是「睡眠期」，都會成對稱性下降，尤其是大腦中動脈，患者的缺氧和腦血流減少，輕者可引起頭脹、頭痛、頭暈；嚴重者會出現腦缺血、中風等腦血管意外。

「嚴重的睡眠呼吸中止症」導致的「低氧血症」和「高碳酸血症」，可引起「腦水腫」和「顱內壓增高」。經治療後，「缺氧」和「高碳酸血症」糾正後，可以改善患者的腦血管病變。

「睡眠呼吸中止症」會影響「生殖系統」

有研究指出，「睡眠呼吸中止症」的男性患者常會出現勃起障礙，這可能是與患者夜間反複低氧、加上高二氧化碳血症，導致神經、血管、激素分泌異常所致。改善「睡眠呼吸中止症」後，通常這類疾患會有一定程度的改善。

如何治療睡眠呼吸中止症？

■一般治療：

- 維持理想體重。
- 側睡。
- 睡前避免飲酒及服用安眠藥。
- 治療過敏及鼻塞。

■臨床治療：

- 戴治療專用呼吸器。
- 手術治療。
- 中醫針灸中藥治療。
- 口腔矯正器。

漢方讓你擺脫打鼾煩惱

世界衛生組織（WHO）倡導大家注重預防醫學，具有預防醫學特色的漢方醫學，成為節省醫療資源最炙手可熱的一項，西醫束手無策的疾病，如退化性功能及免疫力失調，反而是中醫的強項。漢方醫學源於中國，中醫獨特的「治未病」觀念，除了可止鼾息鼾，降低「睡眠呼吸中止症」的併發機率，更能提高人體自癒力，符合預防醫學的世界潮流。

睡眠品質不好可以看中醫來調理嗎？

「高品質睡眠」對我們的幫助非常大，但是對現在很多人來說，晚上要睡得好，似乎是很難的一件事。

對淺眠、失眠患者的治療，採用中醫治療通常可以在兩周左右改善。中醫治療睡眠的方向，是從體內調整，不同於西醫開安眠藥有副作用且增加腎臟負擔。漢方藥可以徹底調整睡眠的規律，也不容易再復發。

中醫看「睡不好」這件事，在診斷上分成「難以入睡」、「淺眠」或「無法熟睡」、「半夜或清晨容易醒來」這三種治療方向。主要的治療方式，會以養肝血的概念對症，一般睡不著或是易醒易夢，多屬於魂不入肝，只要肝血足，則魂便安。

中醫幫您安然入睡

中醫典籍《黃帝內經》裡，有記載睡眠的機制。中醫認為，「氣」是人的生命活動，食物消化和吸收後，就成為人體所需的「氣」。氣有「陰」、「陽」，又分成「營氣」和「衞氣」。「營氣」行於脈中不間斷，「衞氣」行於脈外，日間行於陽，夜晚行於陰，寐寤之間，日出而起，入夜而息。失眠，就是這個循環當出了錯，以致「衞氣」沒有如常行走，夜晚行於陰不順暢。

中醫認為陰陽失調，會使心神不寧、心神失養，就會影響到睡眠。為什麼會「陰陽失衡」呢？

· 實火

當機體內火熱熾盛，心神就無法安靜下來。火從何來？氣有餘便是火，肝膽火盛，火熱擾動心神。以這樣的觀點，可以判斷出情緒不穩、暴躁易怒的人比較難眠。治法宜「清肝膽熱」。

· 虛火

長期勞累、壓力、精神繃緊或飲食不節、多飲濃茶、咖啡等，容易產生虛熱之症，這會造成難以入睡、多夢、手足心熱、顴紅、口乾、舌紅少苔、脈細數。治法宜「清熱養陰」。

・心腎不交

人體不但要陰陽調和，人體中的水火也要平衡。腎水不足，不足以制約心火；心火熾盛，不能下交於腎。心腎不交，表現出來的狀況就是睡眠不安、潮熱盜汗、多夢。治法宜「交通心腎」。

中醫認為，干擾睡眠，除了火熱煩擾，如果心神無依靠，也一樣不能有安穩的睡眠。

・心脾兩虛

這種症狀常見於體質虛弱的人，尤其是生病者、剛動手術的人或老人。有些人特別多憂慮，「思傷脾」，也容易睡不好，治法宜「補血養心」。

·心膽氣虛

膽氣不足則膽怯、驚恐，心神不安，睡眠中易於驚醒。中醫典籍《素問·靈蘭秘典論》中有寫：「膽者，中正之官，決所出焉。」膽虛，容易心悸、不安，治法宜「提心固膽」。

·食滯胃脘

飲食不當，暴飲暴食、胃酸過多……都會影響睡眠，「胃不和則臥不安」，消食導滯，治療宜「護胃守腸」。

睡眠時間其實並沒有一個明確的要求，要看每個人的狀況，一個人睡得好不好，主要還是根據我們第二天是否精力充沛來判斷。如果總是睡眠不好，就會發現這個人的氣色看起來十分差。一般來說，成年人保持六個小時左右的睡眠時間就夠了，青少年睡眠時間會比成年人多一點，可能六至八個小時。如果睡眠時間達到六至八個小時卻還有疲勞感，可以適當延長睡眠時間，但也要考慮是否有外界因素影響睡眠品質，例如環境是否安靜？如果每天睡了十幾個小時，還是覺得睡不夠，臉上又有明顯氣虛，這很明顯就是有「睡眠障礙」的問題。

「睡眠障礙」是指睡與醒的節奏紊亂，導致睡眠量不正常，以及睡眠中出現異常行為的表現。引起這種障礙的原因很多，可能跟身體疾病有關、也可能與心理狀態有關。

睡眠治療看起來簡單，其實講究的細節非常多，不對的睡眠治療方法，不僅無效，還會讓情況惡化。遇到失眠狀況，基本上，中醫會用「加味逍遙散」和「酸棗仁湯」來治療，不但睡眠會改善，也不會有白天愛睏的情形，然而這只是基礎方，中醫助眠，可以從幾個方向來看：

1、自製藥枕

建議睡不好的朋友自製中藥枕。使用有安神作用並帶有芳香氣味的中草藥，常用中藥材有遠志、茯神、夜交藤、合歡皮、素馨花……等，另外，茶葉、竹炭、玄米、竹葉、菊花、蠶沙等材質的藥枕，清心安神，也可以幫助睡眠。選擇適合自己的藥枕很重要，藥枕不宜太堅硬，要研磨成粉使其質地柔軟。茶枕的製法很簡單，只要將茶葉渣曬乾，收集約五百克，裝入枕心，再加點茉莉，外加枕套，製成枕頭，這款茶枕很清香，可以安神治失眠。

2、安神食療

乾金針、酸棗仁、百合、蓮子、小米……等清心安神的食物，可以幫助睡眠。我常推薦「酸棗仁粥」這款藥膳，做法很簡單：酸棗仁三〇至五〇克先炒過，接著放入水中煮十五分鐘，再過濾出酸棗仁，用煮好的酸棗仁水來煮粥。

3、按摩穴位

穴位助眠是實際又有效的方法，最簡單的一種穴位助眠法就是按摩「湧泉穴」，此穴在腳底前三分之一的正中間的位置，方法很簡單：手心搓熱，再用右手搓左足心，也就是我們常說的搓腳底。接著，用左手搓右足心，直到發熱為止。

以上是幾種中醫簡便的助眠方法，只要認真施行，相信會收意想不到的效果。

治鼾漢方

中醫以辨證論的治療原則，使用以下不同中藥材來治療「鼾症」。

類型	處方	中藥解析
痰濕蘊肺	清金化痰湯	**清金化痰湯** 組成：黃芩、梔子、桔梗、麥門冬、貝母、橘紅、茯苓、桑皮、知母、瓜蔞仁、甘草。 功效：清肺化痰。 主治：治咳嗽，咯痰黃稠腥臭，或帶血絲，面赤，鼻出熱氣，咽喉幹痛，舌苔黃膩，脈象濡數。現多用於上呼吸道感染，急慢性支氣管炎屬痰熱證者。

痰瘀阻肺	葶藶大棗瀉肺湯 桂枝茯苓丸	**葶藶大棗瀉肺湯** 組成：葶藶子、大棗。 功效：瀉痰行水，下氣平喘。 主治：肺膿瘍、急性支氣管炎、肺炎、胸腔積液，見喘咳胸滿痛脹，痰涎壅盛，舌苔黃膩，脈滑數者。 **桂枝茯苓丸** 組成：桂枝、茯苓、牡丹皮、白芍、桃仁。 功效：活血化瘀、消積散癥。 主治：瘀血留結胞宮、妊娠胎動不安、漏下不止、血色紫黑晦暗，腹痛拒按或產後惡露不盡，婦女經行不暢、舌紫暗或有瘀斑，紫點，脈澀。

心肺兩虛	補肺湯 保元湯	**補肺湯** 組成：人參、黃耆、五味子、紫菀、桑白皮、熟地黃、蜂蜜。 功效：補肺益腎，清火化痰。 主治：主勞嗽。肺腎兩虛，日晡發熱，自汗盜汗，痰多喘逆；虛勞短氣自汗，時寒時熱，易於感冒，舌色淡，脈軟無力者。 **保元湯** 組成：人參、黃耆、甘草、肉桂。 功效：益氣溫陽。 主治：虛損勞怯，元氣不足證。倦怠乏力，少氣畏寒；以及小兒痘瘡，陽虛頂陷，不能發起灌漿者。

心肺兩虛	玉屏風散	**玉屏風散** 組成：防風、黃耆、白朮、生薑。 功效：益氣、固表、止汗。 主治：主治表虛自汗、惡風、面色蒼白、舌淡苔白、脈浮虛軟、或體虛易感風邪者。
肺腎虧虛	百合固金湯	**百合固金湯** 組成：生地黃、熟地黃、麥冬、百合、芍藥、當歸、貝母、生甘草、元參、桔梗。 功效：養陰清熱、潤肺化痰。 主治：肺腎陰虧、虛火上炎證。咽喉乾燥、疼痛、咳嗽、氣喘、咳痰帶血、手足心熱、舌紅少苔、脈細數。

肺腎虧虛	秦艽鱉甲湯	**秦艽鱉甲湯** 組成：地骨皮、柴胡、秦艽、知母、當歸、鱉甲、青蒿、烏梅。 功效：滋陰養血、清熱除蒸。 主治：骨蒸潮熱證、骨蒸盜汗、肌肉消瘦、唇紅頰赤、口乾咽燥、舌紅少苔、脈細數。
肝膽濕熱	龍膽瀉肝湯	**龍膽瀉肝湯** 組成：龍膽草、梔子、黃芩、柴胡、生地黃、澤瀉、當歸、車前子、木通、甘草。 功效：瀉肝膽實火、清下焦濕熱。 主治：肝膽實火上炎證。脅痛頭痛、目赤口苦，耳聾耳腫。肝經濕熱下注證。小便淋濁、陰癢陰腫、婦女帶下、舌紅、苔黃、脈數。

肝腎陰虛	六味地黃丸 一貫煎	**六味地黃丸** 組成：熟地黃、山茱萸、山藥、澤瀉、茯苓、牡丹皮。 功效：滋補肝腎。 主治：肝腎陰虛，腰膝酸軟，頭目眩暈，耳鳴耳聾，盜汗遺精，骨蒸潮熱，手足心熱，或消渴，或虛火牙痛，口燥咽乾，舌紅少苔，脈細數。小兒腦囟遲遲不合。 **一貫煎** 組成：沙參、麥冬、當歸、生地黃、枸杞子、川楝子。 功效：養陰疏肝。 主治：肝腎陰虛，肝氣不舒所致的胸脘脅痛，嘔吐酸水，咽乾口燥，舌紅少苔，脈細數或弦虛者。

脾虛濕盛
二陳湯 參苓白朮散
二陳湯 組成：半夏、橘紅、茯苓、甘草、生薑、烏梅。 功效：燥濕和痰，順氣和中。 主治：治一切痰飲為病，或嘔吐噁心，或頭眩心悸，或中脘不快，或發為寒熱，或因食生冷，脾胃不和。 **參苓白朮散** 組成：扁豆、人參、白朮、茯苓、甘草、山藥、蓮子、薏苡仁、桔梗、砂仁、大棗。 功效：益氣健脾、和胃滲濕。 主治：脾胃氣虛夾濕證。四肢乏力，形體消瘦、飲食不化或吐或瀉胸脘悶脹，面色萎黃、舌淡苔白膩，脈虛緩。

脾虛濕盛	六君子湯	**六君子湯** 組成：人參、甘草、茯苓、白朮、陳皮、半夏、生薑、大棗。 功效：益氣健脾、燥濕化痰。 主治：脾胃氣虛兼痰濕之證。食少便溏、胸脘痞悶、甚則嘈雜、咳嗽痰多色白、噁心嘔吐、舌淡苔白、脈濡緩。
脾虛濕熱	三仁湯	**三仁湯** 組成：杏仁、飛滑石、白通草、白蔻仁、竹葉、厚樸、生薏仁、半夏。 功效：清熱利濕，宣暢濕濁。 主治：濕溫頭痛惡寒，身重疼痛，舌白或渴，午後身熱，脈浮虛者。

氣滯血瘀	血府逐瘀湯	**血府逐瘀湯** 組成：當歸、生地黃、桃仁、紅花、枳殼、赤芍、柴胡、甘草、桔梗、川芎、牛膝。 功效：活血化瘀、行氣止痛。 主治：胸中血瘀、血行不暢所致之胸痛、頭痛日久不癒、痛如針刺而有定處、或呃逆日久不止，或內熱煩悶、心悸失眠、急躁善怒、入暮漸熱、舌質黯紅、舌邊有瘀斑或舌面有瘀點、唇暗或兩目暗黑、脈澀或弦緊。

風熱

桑菊飲
蒼耳散

桑菊飲

組成：桑葉、菊花、薄荷、杏仁、桔梗、連翹、甘草、葦根。

功效：疏風清熱、宣肺止咳。

主治：外感風熱證。咳嗽、咽微痛、口微渴、身熱不甚、舌尖紅、苔白薄、脈浮數。

蒼耳散

組成：蒼耳子、辛夷花、白芷、薄荷葉。

功效：疏風邪、通鼻竅、止頭痛。

主治：風邪上攻所致之鼻淵、症見鼻流濁涕不止，前額頭痛，鼻塞，不聞香臭。

風寒	辛夷散	**辛夷散** 組成：辛夷、白芷、升麻、槁本、防風、川芎、細辛、木通、甘草。 功效：疏風散寒，暢鼻通竅。 主治：鼻中壅塞，涕出不已，或鼻息不通，不聞香臭。
陽虛	金匱腎氣丸	**金匱腎氣丸** 組成：乾地黃、薯蕷、山茱萸、澤瀉、茯苓、牡丹皮、桂枝、附子。 功效：補腎助陽。 主治：腎氣不足，腰酸腳軟，肢體畏寒，少腹拘急，小便不利或頻數，舌質淡胖，苔薄白，脈沉細無力；及痰飲喘咳，水腫腳氣，消渴，久泄。

清涕加細辛、蒼耳子、麻黃、附子、蒿本、防風、羌活；

黃涕加瀉白散、桑葉、菊花、竹葉。

值得推薦的是「六味地黃丸」，這款藥方對治療鼾症患者，有一定的療效。「六味地黃丸」有補腎、潤肺、理氣的功效。「腎」主納氣，「肺」主呼氣，所以可治療通道不利、氣機不暢所引起的「鼾症」。

另外，由於肥胖者多痰氣虛，容易導致「鼾症」而併發「睡眠呼吸中止症」，這類型患者宜用「參苓白朮散」宣肺利氣、燥濕化痰。這款藥方對「阻塞性睡眠呼吸中止症」效果明顯。

聰明掌握減鼾穴位

用針灸方法來安眠，古代早有記載。近年來，針灸治療「鼾症」的功效十分顯著，治療的關鍵在於陰陽調和、扶正祛邪、疏通經絡，藉此達到良好的睡眠品質。

針灸治眠益處多

中醫強調陰陽調和，如果無法調和，如心脾兩虛、陰虛火旺、心虛膽怯、胃氣不和等，都會導致失眠。針灸治眠可以幫助幾個部分：

·調和陰陽

《靈樞．根結》篇記載：「用針之要，在於知調陰與陽，調陽與陰，精氣乃光，合形於氣，使神內藏。」很清楚地說明了針灸治療具有協調陰陽的作用。如果陽氣盛、陰氣虛，就會導致失眠；相反的，陰氣盛、陽氣虛會讓人嗜睡，所以失眠的人要補陰瀉陽，嗜睡的人要補陽瀉陰。

·扶正祛邪

扶正，就是扶助抗病能力；祛邪，就是祛除致病的因素。失眠是正氣與邪氣相互鬥爭的過程，針灸可以扶正祛邪，所以有改善睡眠的功效。舉例來說，「針刺補法」和「艾灸」，就是扶正的作用；「針刺瀉法」和「放血」，就有祛邪的作用。

‧疏通經絡：

「經絡」和「氣血」及「臟腑」這三者之間，關係密切。失眠可能與氣血失和、臟腑失調有關，這些病理特徵可以反應在經絡上，通過針灸，可以調節經絡與臟腑氣血的平衡，達到改善睡眠的目的。透過「針灸」來疏通經絡，對失眠患者的治療效果特別明顯。

「針灸」可幫助患者在「睡」和「醒」之間有正常的節奏，也可藉此調整「肝主魂」、「肺主魄」的身體氣機。人體五臟主管「五神」：神、魄、魂、意、志。各臟有所主，「心主神，肺主魄，肝主魂，脾主意、腎主志」。「魂」是意識活動的一部分，如夢中出現的精神活動是屬於魂的作用；「魄」相當於生命反射之類的活動。睡著打呼嚕的人，是第一個「魄」出了問題。在睡覺時被痰堵的悶著，有時咳、有時喘，不得平臥，出現這種情況，就要調整「肺」與「大腸」的系統。

針灸治療失眠效果明顯

「失眠」在中醫上會歸類於「大腦失調」。「針灸」可以改善大腦的「興奮」和「抑制」，幫助「睡」和「醒」之間有正常的節奏，採用「針灸療法」治療失眠，是極為安全可靠的，而且完全無副作用。

有個長年受失眠之苦的病患找我看診，只接受了二星期共十次的針灸，每晚便可增加二小時的睡眠。治療一個月後，失眠問題消失，每晨還得定鬧鐘起床。「針灸」治療「失眠」是具有很高療效的，針灸刺穴，整體調節身體，不但可以改善睡眠，同時還會緩解其他伴隨的病症。

慢性失眠的人，多是「臟腑失調」，因為體虛，所以病纏。中醫會開始辨證，是「心脾虛」？還是「心腎虛」？或是「心肝虛」？找出失調的軸心，再對症治療。老年人的失眠大多是「心腎失調」，中醫就會採「滋腎清心」的診治；高血壓或更年期的婦女多是「心肝失調」，中醫就會採

「滋陰平肝」的診治；工作上壓力的失眠多為「心脾失調」，中醫就會採「健脾升清」的診治。

用輕柔、緩慢、短暫的針灸刺激失眠虛證穴位，可以鼓舞人體正氣，使低下的功能恢復旺盛，這些選穴多集中在胃經、肝經、心經和督脈。

如果不是體虛，而是火旺，神躁不安，大腦不能發揮晝夜動靜的功能。那就要用洩針法，以快速、有力、持續的刺激，來疏泄病邪，洩掉亢奮，恢復正常。這樣，所選擇的穴位會集中在胃經、肝經、三焦經和督脈。

面對「經常不易入睡」或「晚上易醒」的病人，我常用的針法是「安神利眠針灸方」，這種針灸主要是調理蹻脈，「陰」蹻脈、「陽」蹻脈都主眼皮開闔。「陽」蹻脈功能亢盛就會失眠，補陰瀉陽，使「陰」、「陽」蹻脈能協調，這樣就能幫助病人入睡。

走「安神利眠」針穴，通常是在下午或睡前治療較好，用到的穴位包括：

照海穴：陰蹻脈的八脈交會穴，針灸時以捻轉「補」法。

申脈穴：陽蹻脈的八脈交會穴，針灸時以捻轉「瀉」法。

神門穴：心經原穴，清心安神，針灸時以「平補平瀉」法。

印堂穴：位於督脈上，經絡脈入腦，調神安神，針灸時以「平補平瀉」法。

四神聰穴：這是屬於經外奇穴，可以鎮靜安神，針灸時以「平補平瀉」法。

如果是「整夜不眠」，還有胃脹、胃氣、心煩、舌苔厚等症狀，採用穴位的手法又不太一樣了。針法要對準「胃化滯」，然而結果還是安神利眠。用到的穴位包括：

中脘穴：這是胃之募穴，可以消食化滯，調和胃氣，用針灸「瀉」

法。

神門穴：這是心經原穴，可以調理心神，針灸以「捻轉」瀉法。

印堂穴：此穴屬督脈，經絡脈入腦，可以加強調神作用，針灸以「捻轉」瀉法。

足三里穴：這是胃經重要的穴位，可以健脾、化胃積，針灸用「平補平瀉」法。

內庭穴：此穴屬胃經滎穴，可以清瀉胃火，針灸以「捻轉」瀉法。

中脘穴：神門、印堂、內庭刺激；足三里刺激。

如果是「失眠」加上「多夢」、「惡夢紛紛」，針灸的穴位又不一樣了。心悸屬於「心脾兩虛」，除了「養血安神」，還要「補益心脾」，診治的穴位會是：

神門穴：此為心包經原穴，可以補心安神，針用「捻轉」補法。

脾俞穴：此為脾臟之背俞穴，可以健脾生血，針用「捻轉」補法。
心俞穴：此為心臟之背俞穴，用以補心，針用「捻轉」補法。
三陰交穴：可加強健脾養心作用，針用「捻轉」補法。
足三里穴：可加強健脾養心作用，針用「捻轉」補法。
印堂穴：用以調理督脈，調腦神助眠，針用「平補平瀉」法。

如果「惡夢連連」，要再搭配隱白穴、厲兌穴、大陵穴，幫助健脾和胃清心。

針灸治眠十分細微，每個穴點有其細微深度考慮的層面。另外，像是「溫灸」，主要用於慢性久病、陽氣不足的患者身上，也能治療失眠。燃點艾條，溫灸腳上的湧泉穴和照海穴約二十分鐘，立刻鼓動氣流全身，促進心腎交通，幫助入睡。

建議失眠的朋友，最好採用內外綜合療法，也就是「針灸」配合「中藥內服」，再輔以推拿、放鬆手法等，這樣會有很好的治療效果。

四大要穴止鼾

失眠可以用針灸治療，「打鼾」呢？打鼾不僅影響他人的睡眠，最重要的是會影響自身的健康。針灸當然可以止鼾？人體至少有四個穴位是止鼾要穴：

・豐隆穴

這個穴位是一個祛痰、止咳的重要穴位，除濕祛痰效果尤為明顯。豐隆穴在小腿外側，外踝尖上八寸的地方，很容易找到。

．中脘穴

中脘穴在上腹部，肚臍上四寸的地方，有關脾胃失調、運化失常，都可以用中脘穴來治療。

．天樞穴

天樞穴在腹中部，肚臍眼正中間左或者右二橫指的地方。這個穴位與中脘穴作用相通，可以調理胃腸、補虛化濕，也能夠增強治療打鼾的功效。

．陰陵泉穴

陰陵泉在小腿內側，脛骨內側髁後下方的凹陷處。這個穴位可以調節脾臟的功能，具有很好的強身、祛痰作用。

如果要再深入專業，根據中醫辨證確立治療原則及方法給以針灸治療，通常是要每日一次，每次留針四十五分鐘，以十五日來為一個療程，並根據個人的體質來配合中藥調理。

針灸治鼾深度掌握

中醫的博大精深，單單從穴位針灸，就夠研究一輩子了。在人體三百六十多個穴位中，除了上述四大主要止鼾穴位，還有哪些穴位可以運用？

基本穴位：

靈骨（董氏）穴、大白（董氏）穴、合谷穴、太淵穴、曲池穴、印堂穴、迎香穴、太沖穴、內庭穴。

隨證配穴：

胸悶——內關穴、間使穴、公孫穴

胃納——足三里穴

痰濕——豐隆穴、復溜穴、陰陵泉穴

腎陰虛——太溪穴

心虛血瘀——血海穴

穴位解析

穴位	穴址	位置解剖	功用	主治疾病	備註
靈骨（董氏）穴	在手背虎口、拇指與食指叉骨間，即第一掌骨與第二掌骨接合處。	淺層分佈手背靜脈，曉骨神經淺枝。深層分佈正中神經的固有掌側指神經、肺支神經、心及腎神經。	通經活絡，清調肺氣，通降腸胃，通氣清瘀。	肺氣不足引起的肺炎、肺氣腫、肺癌、坐骨神經痛、腰痛、背痛、腳痛、半面神經麻痺、半身不遂、頭痛、偏頭痛、婦女月經不調、經閉、經痛、難產、冠心症、心律不整、狹心症、胃及十二指腸潰瘍、腎盂炎、大小腸炎、面斤、眼疾、耳鳴、耳聾、及一切久病、怪病、鼻病。	針入五分至二寸，可透重仙穴。亦可向外斜刺二至三寸。孕婦禁針。
大白（董氏）穴	手背面，在食指拇指叉骨間陷中，即第一掌骨与第二掌骨中間之凹處。	橈骨動脈、橈骨神經、肺支神經。	發汗解表，清肺寬胸，清理上焦，肅肺疏表，理氣化瘀。	小兒氣喘、高燒、咽喉諸症、坐骨神經痛、肩背痛等。頭痛、偏頭痛、肺癌、肺炎、肺氣腫、肺積水、腰痛。又治小兒氣喘、發高燒，急性肺炎（特效）。	針四分至一寸半。或以三棱針。

合谷穴	手背，第一、二掌骨之間，約當第二掌骨橈側的中點處	在第一、二掌骨之間，第一骨間背側肌中，深層有拇內收肌橫頭。有手背靜脈網。腧穴近側正當橈動脈從手背穿向手掌之處。布有橈神經淺支的掌背側神經，深部有正中神經的指掌側固有神經。	清熱解表，明目聰耳，鎮靜止痛、宣通氣血、化瘀通絡。	熱病無汗、多汗、咳嗽、頭痛眩暈、目赤腫痛、鼻衄鼻淵、齒痛耳聾、痄腮、面腫、咽喉腫痛、牙關緊閉、口眼歪斜、失音、胃痛、腹痛、便秘、痢疾。疔瘡、癮疹、疥瘡、經閉、滯產、小兒驚風。	針五至七分，三棱針點刺放血。
太淵穴	腕掌側橫紋橈側，橈動脈搏動處。	前臂外側皮神經和橈神經淺支，及橈動、靜脈。	止咳化痰，通調血脈。	咳嗽、氣喘、咯血、咽痛、胸痹、腕掌關節痛、無脈症。	避開血管，直刺〇．三至〇．五寸，不可傷及橈動、靜脈。

曲池穴	在肘橫紋外側端，屈肘，當尺澤與肱骨外上髁連線中點。	前臂背側皮神經，內側深層為橈神經，並有橈側返動、靜脈的分支通過。	疏風清熱、清熱解毒。	發熱、咽喉腫痛、目赤、齒痛、臂肘疼痛、上肢不遂、腹痛、吐瀉、痢疾、瘰癧、丹毒、瘡瘍、濕疹、蕁麻疹、及中暑、高血壓、神經衰弱等。	直刺〇・五至一寸。
印堂穴	額部，當兩眉頭之中間。	滑車上神經的瞼上支，兩側有額內側動、靜脈分支。	清頭明目、通鼻開竅、安神益智、定驚熄風。	頭痛、頭暈、鼻炎、目赤腫痛、三叉神經痛、頭痛、前頭痛、失眠、高血壓、鼻塞、流鼻水、鼻炎、鼻部疾病、目眩、眼部疾病等。	向下平刺〇・三至〇・五寸，或三棱針放血，可灸。
迎香穴	鼻翼外緣中點旁，當鼻唇溝中。	面神經與眶下神經的吻合支及面動、靜脈和眶下動脈。	祛風通竅、理氣止痛。	鼻炎、鼻竇炎、鼻出血、鼻瘜肉、嗅覺衰退等。	斜刺或平刺〇・三至〇・五寸。

太沖穴	足背側，第一、二跖骨結合部之前凹陷處。	在拇長伸肌腱外緣；有足背靜脈網，第一跖背側動脈；布有腓深神經的跖背側神經，深層為脛神經足底內側神經。	平肝泄熱、舒肝養血、清利下焦、鎮靜安神、平肝熄風。	頭痛、眩暈、疝氣、月經不調、癃閉、遺尿、小兒驚風、癲狂、癇證、脅痛、腹脹、黃疸、嘔逆、咽痛吵干、目赤腫痛、膝股內側痛、足跗腫、下肢痿痹。	1、向上斜刺〇．五至一寸，局部酸脹或麻向足底放射。2、向外下斜刺一至一．五寸，有時出現麻電感向足底放散。
內庭穴	足背第二至三趾間，趾蹼緣後方凹陷處。	足背內側皮神經第二支分出趾背神經處，足背靜脈網	健脾和胃、清新安神。	齒痛、鼻衄、口歪、口噤、口臭、胃熱上衝、喉痹、腹脹滿、腸疝痛、泄瀉、赤白痢、便秘、足背腫痛、發熱、煩躁、嘈雜、食不化、脛痛不可屈伸、瘧、不嗜食、惡食、小便出血、小腹痞滿、石蠱、寒瘧面腫、腸鳴、癮疹、耳鳴。	直刺或斜刺〇．五至〇．八寸。

內關穴	前臂正中，腕橫紋上二寸，在橈側屈腕肌腱同掌長肌腱之間取穴。	在橈側腕屈肌腱與掌長肌腱之間，有指淺屈肌，深層為指深屈肌；有前臂正中動、靜脈，深層為前臂掌側骨間動、靜脈；布有前臂內側皮神經，下為正中神經掌皮支，最深層為前臂掌側骨間神經。	疏經通絡、理氣止痛、和胃安神、降逆散結。	心痛、心悸、胸痛、胃痛、嘔吐、呃逆、失眠、癲狂、癇證、郁證、眩暈、中風、偏癱、哮喘、偏頭痛、熱病、產後血暈、肘臂攣痛。	直刺〇．五至一寸，針刺感應：撚轉可有向指端放射的觸電感。

間使穴
在前臂掌側，當曲澤與大陵的連線上，腕橫紋上三寸，掌長肌腱與橈側腕屈肌腱之間。
在橈側腕屈肌腱與掌長肌腱之間，有指淺屈肌，深部為指深屈肌；有前臂正中動、靜脈，深層為前臂掌側骨間動、靜脈；布有前臂內側皮神經，前臂外側皮神經，其下為正中神經掌皮支，最深層為前臂掌側骨間神經。
寧心、安神、寬胸、治瘧。
心痛、心悸、胃痛、嘔吐、熱病、煩躁、瘧疾、癲狂、癇證、腋腫、肘攣、臂痛。現多用於心肌炎、風濕性心臟病、蕁麻疹、癔病、精神分裂症、胃炎、子宮內膜炎等。古代記述：心痛、心悸、胸痹、煩躁、癲狂、嘔吐、咽中如梗、失音不語、瘧疾、月經不調血結成塊、熱病煩心、面赤目黃、腋腫、臂痛屈伸不利、肘內廉痛、肘攣、掌中熱。近人報道：風濕性心臟病、心絞痛、心肌梗死、心肌炎、精神分裂症、單純性甲狀腺腫、乳癖。
直刺〇・五至一寸。注意避免損傷正中神經幹。

公孫穴	在足內側緣，第一跖骨基底部的前下方，赤白肉際處。	在拇展肌中；有跗內側動脈分支及足背靜脈網；布有隱神經及腓淺神經分支。	健脾胃、調沖任。	胃疼、嘔吐、飲食不化、腸鳴腹脹、腹痛、痢疾、泄瀉、多飲、霍亂、水腫、煩心失眠、發狂妄言、嗜臥、腸風下血、腳氣。	直刺〇．六至一．二寸。深刺可透湧泉，局部酸脹，可擴散至整個足底。
足三里穴	在小腿前外側，當犢鼻下三寸，距脛骨前緣一橫指（中指）。	穴區神經、血管。	淺層有腓腸外側皮神經分布；深層有腓深神經肌支和脛前動脈分布；小腿骨間膜深面有脛神經和脛後動脈經過並分布。	升發胃氣、燥化脾濕、補中益氣、通經活絡、疏風化濕、扶正祛邪。胃痛、嘔吐、腹脹、腸鳴、消化不良、下肢痿痹、泄瀉、便秘、痢疾、疳積、癲狂、中風、腳氣、水腫、下肢不遂、心悸、氣短、虛勞羸瘦。此穴主治甚廣，為全身強壯要穴之一，能調節改善機體免疫功能，有防病保健作用。	①直刺法：稍偏向脛骨方法，直刺一至二寸。針刺感覺：有麻電感向足背反射。②斜刺法：向下刺法，向下刺入，進針二至三寸。針刺感覺：酸脹感向下擴散到足背，有時向上擴散到膝。

豐隆穴	小腿前外側，外踝尖上八寸，條口穴外一寸，距脛骨前緣兩橫指，當外膝眼（犢鼻）與外踝尖連線的中點。	在趾長伸肌外側和腓骨短肌之間；有脛前動脈分支；當腓淺神經處。	和胃氣、化痰濕、清神志。	頭痛眩暈，痰多咳嗽，嘔吐，便秘水腫，癲狂痛，下肢痿痹。	直刺一至一．五寸。
復溜穴	太溪穴上二寸，當跟腱的前緣。	在比目魚肌下端移行於跟腱處的內側；前方有脛後動、靜脈；布有腓腸內側皮神經，小腿內側皮神經，深層為脛神經。	補腎益氣。	泄瀉、腸鳴、水腫、腹脹、腿腫、足痿、盜汗、脈微細時無、身熱無汗、腰脊強痛、腎炎、神經衰弱、精力衰退、記憶力減退、手腳冰冷、浮腫。	直刺〇．五至一寸。

陰陵泉穴	脛骨內側髁下方凹陷處。	在脛骨後緣和腓腸肌之間，比目魚肌起點上；前方有大隱靜脈，膝最上動脈，最深層有脛後動、靜脈；布有小腿內側皮神經本幹，最深層有脛神經。	排滲脾濕。	腹脹、腹痛、泄瀉、水腫、黃疸、小便不利或失禁、膝痛、膝蓋疼痛、暈眩、腹水、食欲不振、腰腿痛、尿閉、尿失禁、遺精、陽痿、月經不調、痛經、附件炎等。	直刺一至二寸。
太溪穴	在足內側，內踝後方，當內踝尖與跟腱之間的凹陷處。	穴下為皮膚、皮下組織、脛骨後肌腱、趾長屈肌腱與跟腱、跖肌腱之間、趾長屈肌。皮膚由隱神經的	清熱生氣。	頭痛目眩、咽喉腫痛、牙痛、耳聾、耳鳴、咳嗽、氣喘、胸痛咳血、消渴、月經不調、失眠、健忘、遺精、陽痿、小便頻數、腰脊痛、下肢厥冷、內踝腫痛。腎臟病、牙痛、喉嚨腫痛、氣喘、支氣管	直刺〇．五至〇．八寸。

小腿內側支分布。皮下組織內的淺靜脈向前歸流大隱靜脈，向後歸流小隱靜脈。跟腱前方及兩側脂肪組織較發達。脛神經和脛後動脈體表投影的下點則在內踝和跟腱之間，神經在動脈的後方。脛骨後肌、趾長屈肌肌腱均受脛神經支配。

炎、手腳冰涼、女性生理不順、關節炎、精力不濟、手腳無力、風濕痛等。

血海	屈膝，在髕骨內上緣上二寸，當股四頭肌內側頭的隆起處。	在股骨內上髁上緣，股內側肌中間；有股動、靜脈肌支；布有股前皮神經及股神經肌支。	化血為氣，運化脾血。	月經不調、崩漏、經閉、癮疹、濕疹、丹毒、生理不順、膝蓋疼痛、更年期障礙（更年期綜合症）、生理痛等。	直刺一至一．五寸。

辨證療法 快速減鼾治鼾

辨證，就是分析、辨認疾病。辨證是以臟腑、經絡、病因、病機等基本理論為根據，通過望、聞、問、切來獲得資訊，再加以綜合分析，辨明病因，從而作出診斷的過程。辨證治鼾，有全面的準確性，可以幫助患者快速痊癒。

辨證治鼾

中醫學中的「症」、「證」、「病」這三者概念是不同的。所謂「症」，是指疾病的單個症狀；「證」，是指疾病發展過程中，疾病的現象；「病」，是指疾病全過程的特點與規律的概括。

臨床上根據疾病的主要表現和特徵，來確定疾病名的過程則稱為「辨病」。「病」和「證」的確定，都是以症狀為依據的。一病可以出現多證，一證可見於多病之中。因此，臨床上必須把「辨證」與「辨病」相結合，這樣診斷就會準確。

中醫歷代醫家的辨證醫學，是通過長期臨床實踐逐漸發展而成，辨證領域很廣，舉例來說，有「病因」辨證、「氣血津液」辨證、「經絡」辨證、「臟腑」辨證、「六經」辨證、「衛氣營血」辨證、「三焦」辨證……等，這些辨證方法，雖有各自的特點和側重，但在臨床上都是可以互相補充、互相運用的。

由於國際間對「鼻鼾」併發「睡眠呼吸中止症」近年來逐漸受到重視，中醫在治鼾上，有了發揮的機會。睡眠醫學發現「打鼾」不但影響睡眠品質，還會讓患者出現呼吸中止，使血氧降低而造成疲困、頭痛、頭昏、乏力、記憶減退，並且對心血管系統損害甚大，嚴重可導致心力衰竭或猝死。

「睡眠呼吸中止症」的治療應以中醫辨證為基礎

以中醫治療「鼻鼾」，主要的關鍵就是要先「辨證」。因為每個人的體質不同，治法自然有異。就我的臨床經驗來說，急則治其標、緩則治其本，古人認為「打鼾」與「脾胃」病密切相關，並且與咽喉病變、氣血失和、肥胖痰濕有直接關係。

我從中醫的角度深入研究發現，治療鼻鼾要以多方面入手，包括氣、血、痰、瘀，依不同證型，從「心」、「肝」、「肺」、「脾」、「腎」治療。從臨床上來看，「鼾症」患者大多以男性中老年居多，尤其有飲酒、肥胖、家族史及特殊體型者發病率較高。小兒鼻鼾也以胖者居多，多以「脾虛」入手，成人則以「脾濕」為主，治療後期則應以調理「肝」「脾」、「腎」，這三方面來進行治療。

另外，針灸治療「鼻鼾」有很好的療效。「靈骨穴」、「大白穴」為董氏奇穴，有「補氣溫陽」的效果；「合谷穴」、「太淵穴」是大腸經與肺經之原穴，配「迎香穴」、「印堂穴」對於鼻鼾的病證與病位有標靶的功能。

治療呼吸道相關的疾病，其他穴位應隨證加減，如胸悶加「內關穴」、「間使穴」、「公孫穴」；納差加「足三里穴」；痰濕者加「豐隆穴」、「復溜穴」、「陰陵泉穴」；腎陰虛者加「太溪穴」；心虛血瘀者加「血海穴」……等，都可以達到標本同治，對鼾症有明顯的療效。

中藥方面，龍膽瀉肝湯，清肝利濕之力甚強，對咽喉、甲狀腺腫大的實證患者有立即的效果。桑菊飲，能宣降肺氣，化痰生津、清利咽喉。蒼耳散，可升清降濁，除溼通竅。辛夷散可宣發肺氣，通竅利鼻。痰多色白者加二陳湯以燥濕化痰，理氣和中。腹滿便溏者可用參苓白朮散。另外清涕者加細辛、蒼耳子、麻黃、附子。黃涕加瀉白散、桑葉、菊花、竹葉……以上這些，我在前面篇章都已提過，現在綜合整理一下，讓大家更清楚其脈絡。

「睡眠呼吸中止症」的證型繁多複雜，治療方式無法統一標準化。以我臨床三十多年經驗，「睡眠呼吸中止症」的治療應以中醫特色「辨證」為基礎，配合「針灸」與「中藥」，採取標本同治的方法，這樣絕對可以達到理想的效果。

欣喜的是，睡眠醫學對中醫辨證治療「睡眠呼吸中止症」，在國際間有愈來愈多的研究與報告，其中不乏療效評定指標的量化、客觀化，使得以這種治療方式更具有科學性、可比性、可靠性，這對病人來說真是一大福音。

Part 3

找回睡眠好感覺

找回睡眠好感覺

說不出哪裡不對勁？但老覺得身體就是不爽，其實追根究柢，只是因為「睡不好」。睡眠，是健康的最根本。睡不好，表示身體、心靈、環境的互動轉換出現了不協調！

想要找回睡眠並不難，照著書中的睡眠方法，簡單易做、不需要花費太多時間，只要按指示實踐，每個人就可以幫自己調整睡眠，擺脫身體莫名的不舒適感，度過更健康的每一天。

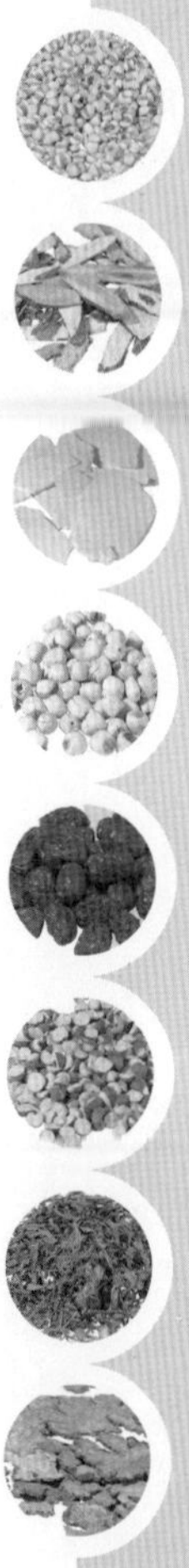

了解睡眠

許多人年輕時喜歡熬夜，徹夜未眠也不以為意。一晃眼到了中年，晚上卻是再怎麼躺就是睡不著。好不容易睡著了，卻又因為打鼾、盜汗、心悸或是做惡夢而突然驚醒，一醒來就再也睡不著了……。

人生有三分之一的時間都在睡覺

睡眠是人生中的大問題，人生有三分之一的時間都在睡覺。雖然睡覺時間因人而異，然而基本上，一個人平均一天要睡八小時。一般來說，最理想的睡眠時間是晚上九點至十一點之間，過了這個時間，要再入睡就會比較困難。

想要睡得好，最好養成固定時間上床睡覺的習慣，人體生理時鐘（biological clock），位於大腦的「視交叉上核（suprachiasmatic nucleus）」，大腦的視交叉上核，調節「睡」與「醒」的循環，視交叉上核會受光線影響，當晚上環境昏暗時，視交叉上核接收訊息，影響神經傳導物質分泌，腦內的松果體分泌褪黑激素增加，腎上腺分泌的皮質醇，壓力荷爾蒙會減少，於是開始慢慢令人入睡。到了早上，視交叉上核接收光線，褪黑激素分泌會減少，皮質醇分泌增加，於是我們開始漸漸甦醒。「視交叉上核」主要是負責協調不同的神經傳導物質，決定人的生理節奏及睡眠時間，可以幫助我們養成固定時間睡眠的好習慣。

很多人問我，好的睡眠應該是怎樣的一種情況？如果能在「晚上七點至十一點之間固定時間自然入睡，在早上六點至十點之間固定時間自然醒來，睡眠時間足夠八小時」，這是最理想的睡眠。無論如何，要堅持規律作息，放假時也不能例外，不能賴床，還要培養規律、能夠讓自己放鬆的睡眠習慣，例如洗個熱水澡，聽心靈音樂，睡前避免喝咖啡、茶、吃巧克力或消夜。其次，要防止臥室有噪音或其他干擾，儘量把臥室設計成一個讓人嚮往睡覺的地方。

有些家庭主婦或老人家，喜歡在用餐過後小憩一會兒。我會建議類似這種白天的小憩，應該要控制在四十五分鐘以內，四十五分鐘足以幫助我們恢復體力了。有些人一睡就是一下午，醒來後昏昏沉沉，有時候還會愈睡愈睏，結果晚上反而睡不著。

睡不好覺其實是個「全球性」的問題。根據世界衛生組織統計，全球約有二七％的人受到睡眠問題的困擾，有睡眠障礙的比例高達三成，許多先進國家，如英、美、法政府甚至已將睡眠問題納入了「健康管理」的範疇。英國衛生機構曾經公布一項新調查，在英國，有六七％的人在睡眠方面有障礙，有八〇%的人晨起後覺得「沒睡醒」、「沒精神」、「還想睡」，睡不好是會危害健康的，從英國薩里大學的科學研究就可以驗證。他們分兩組人進行血液樣本檢測，一組受試者是連續一周、每晚睡眠都在七至十小時的情況下進行採血；另一組受試者是連續七天、每晚睡眠不足六小時情況下採血。結果顯示，後者血液中有七百多個基因起了變化。

「基因變化」意味著什麼？

癌症患者通常是細胞發生病變、基因起了異常變化。研究發現，某些癌症、糖尿病、高血壓、心臟病……等，都跟睡眠不足有關係。簡言之，睡眠不足會導致人體的化學平衡發生變化，間接影響到對健康至關重要的「免疫系統」，長久下來就會生病。

為了幫助大家「睡得好」，英國政府幾年前特別訂定了「全民打盹周」。提倡上班族每天下午抽出十幾分鐘到半小時打個盹，一些公眾場所也專門開闢空間，免費提供客人打盹。企業為了響應政府，也開始鼓勵公司員工午休。英國政府還專門開設了一個機構，幫助「青少年」管理睡眠。

現在很多青少年都有睡不好的問題。原因是什麼？有相當多的青少年每天長時間玩電腦、看電視、聽MP3、打電話、玩遊戲，嚴重佔用了睡眠時間，所以第二天上課常常打瞌睡，不但學習成績降低、注意力不集中、還影響身體健康。

充足的睡眠，對小孩子來說十分重要。孩子在成長發育期，需要充足的細胞代謝、修復與補給。睡眠可以讓免疫系統修復，讓肌肉及骨骼生長。睡覺，正是細胞修復最重要的時光，人體如果沒有辦法在睡覺期間及時產生足夠的新細胞補充或替代老舊細胞，免疫系統的功能就會下降。睡覺時，腦部的神經系統會像電腦一樣重新整理，轉換成休眠的模式，讓我們在睡醒後能恢復高效率的運作。因此，一旦沒有充足睡眠，記憶力或分析力都會下降。

身體的奧秘運作與睡眠週期

人體就像是個微宇宙，裡面藏著許多未知的奧秘。就以人類的鼻子來說，人類的鼻子雖然不如狗鼻那樣靈敏，但卻能記住五萬種氣味；人的血管如果相連會達九．六萬公里，心臟每天要輸送七．六萬升血液到全身；人類的兩隻腳上面有肉眼看不見的、至少五十萬個汗腺，每天可流出〇．五七公升的汗……這些人體奧秘，實在讓人難以想像。幸而藉著科技發達，有些奧秘得以慢慢被解開，雖然還有很多未知存在，但至少我們對身體運作有了大致的概念。

身體的運作會依「不同時間」，由「不同器官」來執行「不同功能」。例如早上九點到十一點，這段時間是走「脾經」，也就是「脾臟」排毒的時間。脾主運化「水濕」，脾臟不好，「水濕」則不能運化，如果導致「水濕」內停，就容易生痰。從中醫角度看，「水濕」與「痰飲」基本上是相同的產物。「脾」為生痰之源，「肺」為儲痰之器，所以脾病，不僅影響氣血的生化，還會引起其他臟腑病變。

脾病還會擾「胃」。「脾」不好，「消化」就不好，接著就會帶出「胃」不好。「脾胃同病」就是這個道理。

每分每秒，人體運作變化萬千，仍然依循軌道運行。身體器官是如何在正確的時間內，主動進行吸收與排毒的動作？《黃帝內經》裡有「十二時辰養生」，懂得這套養生道理，自然可以改善身體健康，提升睡眠品質。

《黃帝內經》

【十二時辰養生法】

時間	當令器官	注意事項
子時 凌晨十一至一點	膽經當令 （膽排毒）	這段時間是膽的排毒時間，這種排毒也是要進入熟睡才能進行，淺眠不容易達成完整排毒。
丑時 凌晨一至三點	肝經當令 （肝排毒）	「丑」時是肝的排毒時間，陽氣起、精神好，但一定要有所收斂，有所控制，也就是說升中要有降。肝的排毒要熟睡才能進行，想養好肝血，一點到三點要睡好。這段時間切勿熬夜，如果是夜間工作者，每週至少要有一天、每月最少要有一週、每年最少要有四個月，在這段時間要熟睡。

寅時 凌晨三至五點	肺經當令 （肺排毒）	人睡得最香是夜裡三至五點，但這個時間是人從深度的睡眠，從「靜」變「動」的開始，是一種轉化的過程。這段時間是肺臟的排毒時間，肺有問題的人在這個時候一定會咳嗽得比較厲害。肺的排毒要做心肺運動才能排出，所以要在太陽出來之後，空氣中充滿氧氣時，在樹下做氣功運動。
卯時 早上五至七點	大腸經當令 （大腸排毒）	這個時候代表地戶開，也就是肛門要開，所以要養成早上排便的習慣。這段時間主要是大腸排便、排廢棄物運作，所以最晚早上七點之前要排便。中醫認為肺與大腸相表裡，肺氣足了才有大便。所以之前那段時間最好做肺部運動，做氣功。排便後，七點時到九點就是小腸大量吸收營養的時段，所以要早起吃早餐。

辰時 早上七至九點	胃經當令 （胃主消化）	這段時間是胃臟負責熱量消化，提供一天體力的吸收時光，所以早餐應該要在七點半前吃完，若未吃早餐又未排便，這時小腸就會吸收大腸內的東西（糞便等廢物及毒素），對身體極不利。
巳時 早上九至十一點	脾經當令 （脾主消化）	這段是走脾經，脾是主運化的，如火燒化。脾字的右邊是一個「卑」，就像燒火的丫頭，在旁邊加點柴，協助「胃」把「脾胃」裡的東西一點點消化掉。這段時間不宜吃冰，冰傷脾，也會影響發育及生育。

午時 中午十一至一點	心經當令 （心臟強力運行）	「子午」是天地氣機的轉換點，人體也要注重這種天地之氣的轉換點。睡「子午覺」就算睡不著，閉眼一會兒都好。因為天地之氣在這個時間段轉換，轉換的時候別去攪動它。這段時間也是心臟工作顛峰時期，也是人體能量最強的時刻，此時心跳次數會快速。
未時 下午一至三點	小腸經當令 （小腸吸收）	「心」和「小腸」是互為表裡的。表就是陽，裡就是陰。陽出了問題，陰也會出問題，反之同樣。這段時間是小腸吸收養分的時間，過了這個時刻，腸胃功能減弱，所以最好是「過午不食」。
申時 下午三至五點	膀胱經當令 （膀胱排毒）	這段時間是膀胱排毒的時間，也是運動發汗的好時段，多喝水有助於排尿功能。

酉時 下午五至七點	腎經當令 （腎臟排毒）	腎主藏「精」。「精足志高」，腎精足的人，志向就大。小孩子精足志向就高遠，老人精不足較求保守。所以做生意的人，首先就是要保住自己的腎精，因為元氣藏於腎。這段時間是腎臟排毒的時間，也是運動發汗的好時段，有助於腎臟排泄毒物的功效。
戌時 晚上七至九點	心包經當令 （血液循環最旺）	這段時間是血液循環旺盛的時間，此時血壓會比較高，應該多休息。
亥時 晚上九至十一點	心包經當令 （淋巴排毒）	這段時間是人體免疫系統休息與濾毒的時間，也是女性內分泌系統最重要的時候，這時最適合聽音樂放鬆心情、洗澡、為明天做準備、或回想美好的事情調整心情，將過去與當天的錯誤原諒、放下。

我有個病人每天下午兩點多鐘就會胸悶心慌，為什麼？下午這個時段小腸經當令。「小腸」屬於「陽」，是「表」；「心臟」屬「陰」，是「裡」。「小腸」與「心臟」互為表裡。我可以判定這位病人心臟肯定有問題，心臟病在內裡表現不出來，所以透過小腸經當令的時間點表現出來。

現在大家也可以理解，為何我們在吃完晚飯後，八、九點時就昏昏欲睡，但到了十一點卻又十分清醒？因為晚上十一點開始，陽氣發起了，十一點若不睡，會一直到凌晨三點都睡不著。「肝膽」要在深沉的睡眠中才能好好排毒。尤其「肝」是人體重要器官，具有合成人體生存重要物質及分泌膽汁、過濾排毒及調節新陳代謝等多功能，「肝不好，人生是黑白的」，所以一定要在十一點前睡覺，睡覺就是在養陽氣，這樣才能慢慢的把生機與健康養起來，睡眠與人的壽命有很大關係。

「早睡早起身體好」雖然是一句老生常談，但一定要確實遵守。「晚睡晚起」會混亂整個臟器的排毒過程，尤其半夜到凌晨四時為脊椎造血的時段，更必須熟睡才行，不可以熬夜。人類數百萬年來，不管在森林或草原，晚上就到樹上或山洞裡，進入農業社會，更是日出而作，日沒而休，而身體也有一套「生理時間」指令作息，包括對腦生化作用，內分泌胃腸道的活動。城市化的形成、電燈的出現、通訊的便利，反而打亂了數百萬年養成的配套。作息不正常是健康不好最大的原因。

怎樣才能睡得好

現代人難睡比例高，有時會有愈睡愈累、怎麼都睡不夠的感覺！長期失眠的原因很複雜，可能是其他疾病所產生的症狀之一，適當的評估與治療，才是正確的解決途徑……。

惱人的失眠問題

你曾有失眠的問題嗎?失眠的問題，所有人都應該重視。

很多來治療不眠、淺眠的病人，因服用愈來愈多的西藥卻愈來愈不能入睡而害怕。常常有病人找我拿失眠的中藥，因為怕西醫只會開安眠藥，讓自己一直上癮。

曾經有個病人告訴我，她沒有什麼病，就是晚上睡不著。因為晚上睡不著，白天她就常疲倦、頭昏。有一次在開車上班的路上，不知不覺就昏過去了。我聽她的講述，判定她是焦慮型失眠，因為先前碰到自己工作內容上的轉換，再加上先生將被派到外地工作，讓她產生壓力，又適逢更年期，所以發生更年期過渡期常見的失眠，合併成壓力型失眠。開了些中藥方幫助她助眠，叮嚀她下午及晚上服用。

失眠，雖然不是什麼大毛病，卻會造成身心及生活上的困擾。

睡不著是現代人常見的病，很多人不覺得有什麼大不了，這是很大的誤會，大家要了解「睡不著是萬病之本」！一旦睡不好，什麼毛病都會跑出來，輕者如記憶力變差、腰痠背痛、注意力分散、情緒煩躁……嚴重如心臟病、高血壓、癌症等等。睡眠和健康有很大的關係，睡眠問題其實是非常棘手且困擾人的，甚至還會影響到人際關係。

大多數人的失眠是屬於「短暫性失眠」，像是遇到重大事件，如親友過世、工作不順、情感問題等，都會導致「短期性失眠」，這種失眠和「壓力」有很明顯的關係。「短暫性失眠」如果沒有適當的處理，就會發生「慢性失眠」。「慢性失眠」通常不容易發現，因為大多數的慢性失眠是來自於身體方面的疾病，如果經常使用藥物、酒精、刺激性如毒品等，會造成精神亢奮慢性失眠。另外，打呼、不規律的呼吸也是導致「慢性失眠」的原因。

成人或多或少都曾經遇過某種型態的睡眠疾病，其中「失眠」就是最常見的問題。就我的臨床經驗，許多病患有失眠問題，但他們都會表示目前身體很健康，沒有明顯的情緒障礙，也沒有重大的壓力事件。不過，就是睡不著，一直被長期失眠困擾著。

我的問診個案當中發現，失眠的人個性通常比較容易緊張，大概是剛開始失眠時，的確是有某種明顯的壓力或煩惱，因為一時無法解決，久而久之就成了習慣。以後，只要一到睡眠時間，就習慣性地睡不著。而且，愈是努力想睡覺，反而愈睡不著，導致失眠的情況一天比一天更加嚴重。這種失眠，在醫學上歸類於「精神性」失眠，造成這種失眠的真正原因，非常難發現。

哪種睡姿更健康？

正確的睡姿，可以讓人身心獲得充分的休息。成年人平均每天花將近六至八個小時的時間睡覺，該採取哪種睡姿較好呢？

人的睡姿大概可以分成四種：「仰睡」、「側睡」、「趴睡」和「不固定睡姿」。

・習慣仰睡

這種睡姿容易導致舌根下墜，阻塞呼吸，會打鼾的人一定要避免此睡姿。但是根據我的臨床經驗，大約有五成以上的人都是採取仰睡，這會加重「打鼾」及「睡眠呼吸中止症」。此外，仰睡對腰部的壓力會加重，習慣仰睡的人，建議要在膝蓋的下方墊一個枕頭，這樣可以減輕腰部壓力。

・習慣側睡：

對於有「打鼾」毛病與「睡眠呼吸中止症」的患者，「側睡」是較好的姿勢。最好是採用右側睡，因為左側睡容易壓迫心臟。側睡時，胸椎到骨盤容易過度前傾，可能會造成脊椎彎曲變形，建議可以抱一顆長條形的枕頭在胸部到兩腿之間。

・習慣趴睡

嬰幼兒喜歡趴睡，比較有安全感，但是要小心造成窒息。腰椎不好的人或許也會覺得趴睡比較舒服，但是趴睡會壓迫心臟和肺部，影響呼吸，通常不建議選擇這種睡姿。

・不固定睡姿

事實上，在睡覺的過程中，睡姿是不停變換的，只要能迅速入睡，沒有不舒服的感覺，任何一種睡姿都是可以的。大多數的人都屬於不固定睡姿型，不過對於「打鼾者」或有「睡眠呼吸中止症」的患者，要採取「側睡」。如果是腰部有患疾的朋友，建議要利用枕頭或抱枕作為輔助工具。

裸睡好嗎？

我們中國人習慣「和衣而臥」，但是對於西方人，裸睡十分常見。許多科學研究都表示裸睡有許多好處，解除了衣物對身體的束縛，睡覺時有一種無拘無束的舒適感。而且，人體皮膚會分泌和散發出物質，和衣而眠會妨礙皮膚的正常呼吸和汗液蒸發，讓皮膚與空氣接觸，有利於血液循環，幫助皮脂腺、汗腺的分泌。

當然，怕冷的人不適合裸睡，以免感冒。但是可以穿著輕便舒適的睡衣，棉質或絲綢布料是比較舒適的，麻質睡衣則會影響睡眠。

裸睡有幾種養生功效：

一、幫助血液循環

手腳冰涼的人很難入睡，這時不妨試試裸睡，因為少了衣物帶來的束縛感，反而能讓血液循環加快，手腳溫暖後就容易入睡。

二、減壓治失眠

裸睡讓人有放鬆感，身體的積累與壓力瞬間消失，此時，肌肉也不緊繃了，有助於進入深層次睡眠。裸睡具有安撫身心，防止失眠的作用。

三、可以美容通氣

身體自然放鬆，血流通暢，沒有了衣服的隔絕，皮膚代謝更快。裸睡有一種通透的感覺，這樣的通氣，有助於美容。

中國近代思想家吳稚暉高齡辭世，晚年有人請教他的長壽之道，他回答的妙方之一就是裸睡。睡覺時全身脫光，是最舒服的，能夠促進神經調節、增強免疫力，放鬆並消除疲勞。

吃喝出來的好睡眠

失眠的人該怎麼吃？有些食物吃了會睡不著，有些食物吃了卻能幫助睡眠，吃什麼能幫助睡眠呢？

·富含鈣和鎂的食物

「鈣」和「鎂」具有安定神經且解除疲勞的作用，這兩者併用，是一種天然的放鬆劑。人體內的鎂含量過低時，會失去抗壓能力。哪些食物含有這兩者物質呢？蔬菜最多，其次，多吃帶骨小魚、豆類補充鈣質。從香蕉及堅果類中也可以攝取到鎂。

·含色胺酸的食物

人體不能製造出色胺酸，色胺酸必須從食物中獲得。哪些食物含有色胺酸呢？例如牛奶、優酪乳、五穀雜糧、蛋、海藻、香蕉、柳丁等。睡前來一根香蕉，或一杯芝麻糊，或堅果燕麥奶，都能幫助自己有個安穩的睡眠。

‧含維生素B群的食物

維生素B_{12}可以維持神經系統健康、消除煩躁不安，能使難以入眠及常在半夜醒來的人，改善睡眠情況。不只維生素B_{12}，維生素B_2、B_6、葉酸及菸鹼酸，都可以幫助睡眠。維生素B_6可以幫助製造血清素，讓色胺酸轉換為菸鹼酸。人體中如果缺乏菸鹼酸，就容易焦慮、易怒、睡不好。哪些食物含有豐富的維生素B群呢？綠葉蔬菜、牛奶、蛋類酵母、全麥製品、肉類、花生、胡桃等都有。

想要睡得好，最好遵循下列飲食原則：

・少喝咖啡。

・儘量避免菸酒。

・忌吃太鹹、太辣的食物。

・半夜會餓醒，往往是熱量不足導致。晚餐可以不要吃太多，但是建議要多吃一些碳水化合物以及含蛋白質的食物，避免半夜餓醒。

・少吃熱狗、香腸、巧克力、火腿、煙燻食品。

除了吃，用喝的方法也可以幫助睡眠。想睡得好，可以喝本草助眠花茶。我最推薦的是薰衣草。薰衣草可以淨化心靈、紓解壓力、鬆弛神經、幫助入眠，是治療失眠的理想花茶。下面幾道本草助眠方，提供讀者參考。

花草茶	作法	說明
洋甘菊茉莉	材料： 薰衣草10克 茉莉花15克 洋甘菊7克 蜂蜜適量 作法： 上述材料加沸騰開水泡五至十分鐘，再以蜂蜜調味即可飲用。	洋甘菊有安神的效果能幫助睡眠，潤澤肌膚，還能改善女性的月經不順。
淡竹燈心草	材料： 淡竹葉30克 燈心草10克 作法： 放入上述材料大火煮至水滾，之後轉小火，約煮十分鐘後即可飲用。	淡竹葉可至藥草店購買。

薰衣紫羅蘭	蓮子花草茶
材料： 薰衣草15克 紫羅蘭8朵 玫瑰花8克 作法： 加入沸騰開水，悶三至五分鐘即可飲用。	材料： 蓮子5克 甘草3克 薰衣草15克 玫瑰花8克 作法： 放入上述材料大火煮至水滾，之後轉小火，約煮十分鐘後即可飲用。
紫羅蘭有瀉的作用，腹瀉者不宜。	蓮子有清心的功效，可以治療心火帶來的煩躁不眠。

除去你的睡眠障礙

如果你說不出哪裡不對勁，又一直覺得身體不舒服，精神不濟、日間疲憊、常打瞌睡、提不起勁……其實，可能是你的睡眠障礙在干擾你。睡眠障礙，可以讓一個人的生活步調大亂！

兒童學習力低落，起因竟是睡不好

睡不好不光是成年人的問題，很多家長不知道，孩子成長得慢、注意力不集中、過動、成績差、肥胖……等，這些問題可能都與睡眠有關。

中國「全國兒童睡眠醫學研究」曾經在八個城市做三萬份的調查，兒童睡眠障礙的發生率大約在二七%左右。也就是說，四分之一的孩子都有不同程度的睡眠問題。最新報導，有鼾症的孩童比率直線上升，已高達二五%以上。

很多父母其實都不太清楚孩子是否患有「鼾症」或「睡眠呼吸中止症」。我的病患中，有些是父母帶孩子來看鼻炎、中耳炎時，經過檢查才發現患上鼾症。父母告訴我，想都沒想過，孩子學習差會和打鼾有關。

睡眠對孩子成長至關重要，兒童睡眠時大腦缺少氧氣的供應，就會影響大腦發育和智力發展，繼而產生孩子白天注意力不集中、情緒低落或煩躁不安，導致學習成績落後、性格暴躁或抑鬱等一系列問題，嚴重的還會威脅生命。

不同年齡階段的嬰幼兒，睡眠障礙的情形也不盡相同。如零到三個月的嬰兒，晝夜不分，白天睡覺，晚上大鬧不得入睡；二至三個月的嬰兒更容易入夜後大哭鬧；六個月至二歲前後，表現為作睏、驚厥等現象；三至六歲的兒童最常見的則是打呼嚕。懷孕期間，母親就應該養成早睡早起的生活規律。孩子出生後，嬰兒的睡眠環境也該用心安排，這樣可以更提高寶寶的睡眠品質。

根據一份研究報告，廣州市二至十二歲的三千名小朋友，其中有鼾症的，高達五%。等於一百個孩子中，五個患有鼾症，並潛藏「睡眠呼吸中止症」的危機。這些孩子中，有六成以上是過動兒。

這群孩子看似和一般孩童般正常，但是學習成績比較差，沒精神、聽不清，勢必影響學習。主要原因是因為睡不好。睡覺打鼾、夜間多汗……因為打鼾的影響，孩子睡眠品質低，白天精神差，時間久了，還會影響聽力的發育。

家長和老師對於白天上課經常打瞌睡、注意力不集中的兒童，應該更加重視。鼾症的兒童普遍存在著扁桃體肥大、腺樣體肥大等問題，如果發現孩子生長發育明顯落後、情緒低落或急躁、注意力不集中等，家長應注意孩子的睡眠是否有問題。如果有上述症狀，建議家長可帶孩子到專門設有睡眠障礙門診的醫院，透過呼吸睡眠監測等手段明確診斷，給予及時適當的治療。

內分泌失調要從改善睡眠開始

人體的內分泌系統，分泌各種激素，調節人體的代謝過程、生長發育、生殖衰老……等生理活動和生命現象，我們得以適應複雜多變的體內和體外的環境變化。

正常的情況下，各種激素是保持平衡的。所以健康的人，內分泌激素是處於平衡的狀態。當這種平衡一被破壞，會出現許多不穩定的情況。例如內分泌失調會促使皮脂分泌過盛，無法排出堵塞毛囊，形成「痘痘」。

有些女生會發現，總是在月經週期前後出現痘痘，就是這個原因。除此之外，內分泌失調會讓皮膚出現黃斑、月經不規則、白髮早衰、脾氣急躁、情緒變化大……很多內分泌失調的患者都有肥胖的表現，嚴重的內分泌紊亂，還容易形成「乳腺增生」及「乳腺癌」等各類婦科疾病。

女性內分泌失調，一定要積極調理。怎麼調理？首先，要從「改善睡眠」開始。

「睡不好」是直接引起新陳代謝功能紊亂的重要原因。大家常常在報章雜誌上讀到某某女星擁有好肌膚的秘密，是因為不吃消夜、不過夜生活、不熬夜、並且「注重睡眠」。看看那些經常熬夜和生活不規律的人，皮膚絕對不好，所以愛美的女性一定不要養成熬夜的習慣。

每晚睡眠不到四小時的人，身體等於嚴重透支，這會讓身體零件受損。我常常建議我的女性朋友，一定要確保每天睡眠至少在七個小時左右，因為高睡眠品質對於內分泌調理很有幫助。女性在睡覺的時候，人體會產生荷爾蒙，可以徹底修復白天身體細胞的耗損。

要提高睡眠品質，就要養成良好的睡眠習慣。習慣一養成，自然會在固定的時間上床睡覺。如果上床後還是睡不著，不妨借助一些小物件，例如點柑橘精油或在枕邊放薰衣草包，這些都能讓睡眠更加平緩，儘量讓自己保持放鬆的狀態，這樣就能達到最佳的睡眠狀態。

如果壓力大到翻來覆去，實在睡不著，建議不妨做做「有氧運動」。有氧運動能減少生活壓力，把氧氣傳輸到身體各個部位，提高新陳代謝，改善睡眠品質。

做有氧運動不必太久，大約二十至三十分鐘即可，以均勻的節奏進行，不一定要滿身大汗，只要有點疲勞感、有睡意就趕緊入睡，不必再繼續做。

運動幫助睡眠，精神愉快也能幫助睡眠。保持愉快、樂觀的情緒，保持平和的心態。如何放鬆心情、減輕心裡壓力？如何克服日常生活中的焦慮、緊張等不良的情緒，避免驚、怒、恐等一切不良能量的刺激？保持家庭和睦，夫妻生活和諧，再搭配食物調理，多進食新鮮蔬果，少吃油膩與刺激性食物，烹調用油以植物油為主，這些都能調理內分泌紊亂的情況。

打造睡眠力

睡眠力就是生命力。睡得好的人，記憶力強、適應力強、懂得緩解情緒；睡不好的人，慢性疾病纏身、生活作息紊亂、各種負面因子出現，極可能加重「睡眠呼吸中止症」的發生，這種情況常發生在中老年人身上，連孩童也無法倖免。

身體按四季調理能得好眠

我常常告訴我的病人，想要睡得好，要經常注意四時的變化，按季節的變化調理身體。季節與身體有何關係？身體有自主的節奏，但會依著四季調整平衡。當四季產生變化，如果這個時候身體能依著季節的循環順暢運行，那麼整個人就會顯得精神飽滿。利用身體隨著季節變換的特性，導引出體內的元氣，這是一種整體療法的概念。

・春天與身體的關係

都說春天後母臉，春天溫度變化大，時冷時熱，乍暖還寒，有時伴著風沙和霧霾，各種疾病容易趁機而入，尤其是流感、胃腸病、過敏、呼吸道疾病。春天是容易過敏、上呼吸道疾病好發的季節。

人從身體緊縮的冬天進入到春天，氣流會一口氣從頭部發散，全身上下會在瞬間呈現舒張、放鬆的狀態。這時體表的氣流一增強，皮膚的代謝速度會加快，不像冬天那麼乾燥，但是切記不要太快脫去冬衣，春天最容易罹患的就是感冒。

·夏天與身體的關係

夏天是梅雨季節，身體會感覺到愈來愈容易流汗、散熱，其中反應最為敏感的就是腎臟等泌尿器官。尤其濕熱體質的人，在夏天會特別容易性格急躁、易怒。夏天高溫多雨，食物容易壞掉，也因此商家常以煎、炸、燒、烤等方便保存食物的烹煮法處理食物，所以消化道疾病、皮膚病、婦科炎症等疾病常常出現。

·秋天與身體的關係

腸胃道疾病最容易在秋天出現，秋天要警慎腸胃病的突襲。秋季天氣涼爽，食慾大開，容易造成胃腸負擔。秋天人體出汗減少，脈息的表現輕虛而微浮，體表血循環不如夏日那麼盛，因為空氣乾燥，容易出現氣喘、感冒等呼吸道疾病。冷空氣活躍，也可能促使栓塞、中風、支氣管哮喘、心絞痛、消化不良、血友病、膽結石絞痛等病發作。

・冬天與身體的關係

冬天氣溫驟降，身體裡有些器官能抗寒，有些卻特別怕冷，冬天一來，對全身器官都是一次全新的考驗。身體為了保存熱度，會朝著骨盆的方向緊縮，維持一定的溫度來對抗寒冷。由於血管遇冷會收縮，容易變脆，要特別注意中風、心臟病等心血管疾病，尤其心臟最怕溫差大，人在冬天時生理機能反應會比較遲緩，心臟的負荷就比較大。有高血壓的人，入冬後也要早點睡。

身體本身的節奏，搭配四季變化，讓「交感神經」與「副交感神經」平衡運作，打造身體的好感覺就更能幫助入睡，能入睡就能擺脫身體莫名的不舒適感，更健康的度過每一天。

全方位打造睡眠力

綜合上述內容，我們從吃喝層面、從四季變化看睡眠，讀者應該有一個比較完整的輪廓了。如果再窮究得更深，可以按月全方位打造睡眠力，下面是針對一年十二個月份做的養生調理，還搭配加入按摩，可以幫助大家能睡得更香甜。

月份	養生重點	助眠按摩
一月 最容易受寒	秋冬養陰、養腎防寒。 防止呼吸道疾病的發生。	安眠穴：鎮定安神 位置：耳垂後的凹陷與枕骨下的凹陷連線的中點處。 操作：用雙手中指指端按揉。

二月 最容易舒張	春夏養陽、適當春捂。 立春以後氣候仍然乾燥，需要多補充水分。	血海穴：清倦養氣 位置：大腿內側，從膝蓋骨內側的上角，上面約三指寬筋肉的溝，一按就感覺到痛的地方。 操作：用大拇指按揉。
三月 最容易釋放	晚睡早起、食甜養肝。 唐代藥王孫思邈：「春日宜省酸，增甘，以養脾氣。」中醫認為肝氣旺可傷脾，所以春季要注意多食甜，少食酸以養脾。	神門穴：助睡安眠 位置：小指側腕部橫紋頭凹陷處。 操作：用拇指指端輕輕按揉。

四月 最容易激烈	舒心補腎、調節陰陽。運動宜動中有靜，如踏青、打太極拳。	三里穴：通筋活絡 位置：位於腿膝蓋骨外側下方凹陷往下約四指寬處。 操作：用大拇指按對側足三里。
五月 最容易放鬆	順應立夏，關注心臟。春夏之交要順應天氣變化，從精神上保持良好的心態，避免暴喜暴怒傷及心陽。	內關穴：寧心安神 位置：腕部橫紋上兩寸。 操作：用拇指端螺紋面輕輕按揉。
六月 最容易出汗	順應陽氣、晚睡早起。增強體質，避免季節性疾病和傳染病的發生。	肓俞穴：排毒散熱 位置：肓俞穴位於人體的腹中部，當臍中旁開〇・五寸。 操作：用拇指輕輕按揉。

七月 最容易傳染	保護陽氣，暑天防暑。 注意飲食衛生，飲食應以清淡為主，防止腸道傳染病。	印堂穴：鎮靜安神 位置：兩眉頭連線的中點處。 操作：用食指敲關節敲印堂。
八月 最容易乾燥	神志安寧，防暑降溫。 氣候溫燥，容易出現皮膚乾燥、眼乾、咽乾、少津液，宜多喝水。	攢竹穴：清肝明目 位置：兩眉頭凹陷處。 操作：用雙手食指或中指指端按揉。
九月 最容易愁煩	陰陽平衡、陰平陽秘。 防秋燥，保持心情愉快。	率穀穴：除煩鎮靜 位置：耳尖直上一．五寸。 操作：用雙手中指指端按揉。
十月 最容易感傷	秋冬養陰，保養陰精。 控制情緒，避免傷感，保持良好心態。	太陽穴：平心靜氣 位置：眉梢與目外眥之間，向後約一寸的凹陷處。 操作：用雙手中指指端按揉。

十一月 最容易失溫	養精蓄銳、增強體質。充足的睡眠，背部保暖，潛藏陽氣。	三陰交：除煩安眠 位置：小腿內側，足內踝尖上三寸，脛骨內側緣後方。 操作：用拇指指端輕輕按揉。
十二月 最容易油膩	養宜適度、動靜結合。不吃過油膩食物，精神上要積極向上，保持樂觀。	合谷穴：消除上火 位置：將拇指、食指併攏，肌肉最高處即是合谷穴。 操作：用拇指指端輕輕按揉。

附錄：

阿森斯失眠量表（Athens Insomnia Scale，AIS）主要用於對睡眠障礙的自我評估。

對於表中的自測題目，如果在過去的一個月內每星期至少發生三次，就請在相應的自我評估結果專案上做出選擇。

阿森斯失眠量表評分標準：

自測題目	選擇一（〇分）	選擇二（一分）	選擇三（二分）	選擇四（三分）
入睡時間	沒問題	輕微延遲	顯著延遲	延遲嚴重或沒有睡覺
夜間覺醒	沒問題	輕微影響	顯著影響	嚴重影響或沒有睡覺
比期望的時間早醒	沒問題	輕微提早	顯著提早	嚴重提早或沒有睡覺

總睡眠時間	足夠	輕微不足	顯著不足	嚴重不足或沒有睡覺
總睡眠品質	滿意	輕微不滿	顯著不滿	嚴重不滿或沒有睡覺
白天情緒	正常	輕微低落	顯著低落	嚴重低落
白天身體功能	正常	輕微影響	顯著影響	嚴重影響
白天思睡	無思睡	輕微思睡	顯著思睡	嚴重思睡

總分小於四分：無睡眠障礙

總分為四至六分：可疑失眠

總分在六分以上：失眠

【睡眠質量自測表】

序	問題	A	B	C
1	根據以往的經驗，你的睡眠類型是：	很快入睡，一覺到天亮。	起夜一、二次回來很快入睡。	睡覺輕，半夜醒來難入睡。
2	當你每天起床後常有的感覺是：	精力充沛，整天神清氣爽。	疲憊，活動後精力充沛。	疲憊，一天都提不起精神。
3	你每天是否在同一時間睡覺和起床？	總是如此	大多數時間如此	很不規律
4	你覺得臥室裡的溫度：	合適	冷	熱
5	你每晚睡幾小時？	五至八小時	大於八小時	小於五小時

6	你是否有規律的進行運動？	是	有時	幾乎沒有
7	你是否在睡覺前一小時內進行運動？	否	有時	是
8	你臥室的噪音水準	偶爾有些聲音	非常安靜	非常吵鬧
9	請描述睡覺時你臥室的光線水準	漆黑一片	非常黑	亮如白晝
10	你習慣在床上看書、看電視或工作嗎？	否	有時	是
11	睡前一小時左右你是否經常吃東西？	否	有時	是
12	你是否吸煙？	否	有時	是

題號	問題			
13	你是否在睡前喝點酒以助儘快入睡？	否	偶爾	經常
14	你是否有臨睡前回顧一天所發生的要事的習慣？	否	偶爾	經常
15	你是否有固定的睡前活動（如：洗個澡、看十五分鐘書等）？	每晚如此	偶爾	否
16	你是否需要安眠藥以助睡眠？	否	偶爾	是
17	你早晨起床困難嗎？	否	偶爾	是
18	你有半夜從夢中驚醒的經歷嗎？	幾乎沒有	有時	常常
19	該睡覺了，但你突然覺得饑腸轆轆，你會：	喝杯牛奶再睡	填飽肚子再睡	餓著上床睡覺

20			
請評價你的床：	軟硬適中	硬邦邦	軟，翻身費勁

自測評分：

選A得二分，選B得一分，選C得〇分。

1）三十至四十分：睡眠品質很高

2）二十一至二十九分：睡眠品質尚可

3）二十一分以下：睡眠品質差

國家圖書館出版品預行編目資料

別輕忽打鼾／黃雪子 著 . -- 第一版 . -- 臺北市 :
天下雜誌 , 2015.09
216 面 ; 14.8×21 公分 . -- (天下雜誌 ; 樂活 035）

ISBN: 978-986-398-103-9 (平裝)

1. 打鼾　2. 呼吸道疾病

415.472　　104017495

樂活 035

別輕忽打鼾

作　　者／黃雪子
執行編輯／劉宗德、王芝雅
校　　對／鮑秀珍
封面設計／集一堂有限公司
內文版型設計／集一堂有限公司

發　行　人／殷允芃
出版二部總編輯／莊舒淇
出　版　者／天下雜誌股份有限公司
地　　　址／台北市 104 南京東路二段 139 號 11 樓
讀 者 服 務／（02）2662-0332　　傳眞／（02）2662-6048
天下雜誌 GROUP 網址／ http://www.cw.com.tw
劃 撥 帳 號／ 01895001 天下雜誌股份有限公司
法 律 顧 問／台英國際商務法律事務所 ・ 羅明通律師
電 腦 排 版／新鑫電腦排版工作室
印 刷 製 版／中華彩色印刷股份有限公司
裝　訂　廠／聿成裝訂股份有限公司
總　經　銷／大和書報圖書股份有限公司　　電話／（02）8990-2588
出 版 日 期／ 2015 年 9 月第一版第一次印行
定　　　價／ 280 元

書號：BCLH0035P
ISBN：978-986-398-103-9

天下雜誌日本館(出版二部)臉書粉絲團：http://www.facebook.com/Japanpub
天下網路書店：http://www.cwbook.com.tw
「天下新學院」部落格網址：http://newacademism.pixnet.net/blog

讀 者 回 函 卡

感謝您購買天下雜誌出版的書籍，您的建議就是我們出版推進的原動力。請撥冗填寫此卡，我們將不定期提供您最新出版訊息、優惠活動以及活力讀書會等相關資訊。您的支持與鼓勵，將使我們更加努力，為您帶來更好的作品。

讀者資料

● 姓名：＿＿＿＿＿＿＿＿＿＿　　● 性別：□男　□女

● 出生年月日：民國＿＿年＿＿月＿＿日

● E-mail：＿＿＿＿＿＿＿＿＿＿＿＿＿＿＿＿

● 地址：□□□□□＿＿＿＿＿＿＿＿＿＿＿＿＿＿＿＿

● 電話：＿＿＿＿＿＿＿＿　手機：＿＿＿＿＿＿＿＿　傳真：＿＿＿＿＿＿＿＿

● 職業：□學生　□生產、製造　□金融、商業　□傳播、廣告
□軍人、政府機構　□教育、文化　□旅遊、運輸　□醫療、保健
□仲介、服務　□自由、家管　□其他：＿＿＿＿＿＿＿＿

購書資料

1. 您在何處購買本書？ □一般書店（　　　縣市　　　書店）
□網路書店（　　　書店）　□量販店　□郵購　□其他：＿＿＿＿＿＿＿＿

2. 您從何處知道本書？ □一般書店　□網路書店（　　　書店）□量販店　□報紙
□廣播　□電視　□朋友推薦　□其他：＿＿＿＿＿＿＿＿

3. 您通常以何種方式購書（可複選）？ □逛書店　□逛量販店　□網路　□郵購
□信用卡傳單　□其他：＿＿＿＿＿＿＿＿

4 您購買本書的原因？□喜歡作者　□對內容感興趣　□工作需要　□其他

5. 您對本書的評價：（請填代號 1. 非常滿意 2. 滿意 3. 尚可 4. 待改進）
□定價　□內容　□版面排編　□印刷　□整體評價

6. 您的閱讀習慣：□生活美學　□休閒旅遊　□健康醫療　□美容造型　□文史哲
□藝術　□商業財經　□人物　□食譜　□飲食文學　□美食導覽
□其他：＿＿＿＿＿＿

8. 您對本書或本公司的建議：＿＿＿＿＿＿＿＿＿＿＿＿＿＿＿＿

請沿虛線剪下，黏貼好後，直接投入郵筒寄回。

廣　告　回　函
北區郵政管理局登記證
北台字9949號

116 台北市木柵郵局第 228 號信箱
天下雜誌股份有限公司 收

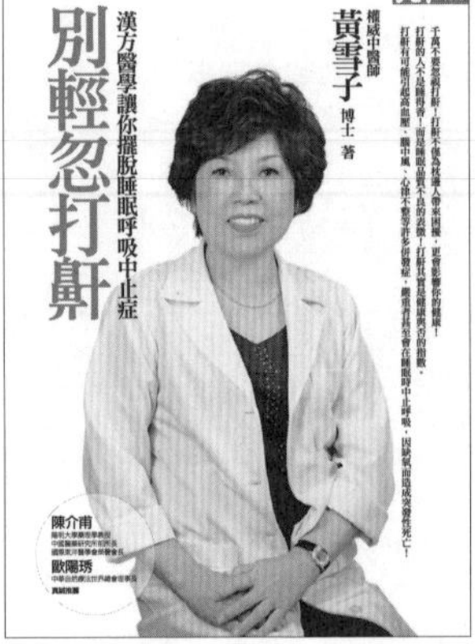